福祉・保健・医療のための

栄養ケア入門
―多職種連携の栄養学―

編著：渡邉 早苗
　　　寺本 房子
　　　石山 麗子
共著：小坂 和江
　　　五味 郁子
　　　土谷 昌広
　　　細山田洋子

建帛社
KENPAKUSHA

■ はじめに ■

　わが国の 65 歳以上人口は平均寿命の延びとともに増加し，高齢化率は 27.7％に達しています（2017 年 10 月 1 日現在，内閣府）。また，からだや心になんらかの障害のある人の全人口に占める割合は約 7.4％で，その約半数が 65 歳以上の人で占められています（内閣府）。そして障害のある人たちはその大半が在宅で生活しています。

　在宅においても施設においても，高齢者・障害者（傷病者，要支援・介護者）の QOL の向上には，身体・生活状況に応じた栄養ケアが大きく関係します。住みなれた地域に住み続け，医療・介護のサービスを受け，介護予防，生活支援が提供される地域包括ケアシステムは，自助・互助・共助・公助の視点と協働を大切にしながら，地域の特性に応じて整えられつつあります。

　障害者や要介護者が安心して暮らしていくためには，行政，医療・介護などの専門職や事業者，地域団体，住民などが力を合わせていくことが大切です。特に栄養ケアは専門職のみによるかかわりでは十分な効果は得られません。多職種が連携しながら取り組む必要があります。社会福祉士・介護福祉士の養成やケアマネジャーへの講習などにおいても栄養ケアにかかわる教育が強化される必要があります。

　本書は，そのような取り組みのための入門書として企画しました。

　第 1 章では栄養ケアの意義や制度とのかかわりをわかりやすく解説し，第 2 章では栄養ケアの実際について，その手法・計画・介入・実施・多職種との連携について記述しました。

　第 3 章「からだのしくみとはたらき」・第 4 章「からだの栄養素と役割」・第 5 章「食べ物（食品）と薬」では，栄養ケアに必要な基本的な知識，すなわち，消化・吸収，栄養補給法，食べ物と栄養素などについてやさしく解説しています。

　第 6 章では人のライフステージ別に身体の特徴や，健康の維持に参考となる食事例を掲げました。第 7 章では障害児・者の栄養ケアをはじめ，脱水症・むくみ，低栄養・褥瘡，骨粗しょう症，パーキンソン病・ALS，フレイル・サルコペニア・慢性痛，脳梗塞・認知症，肺炎・気管支炎・COPD などについての解説と，それぞれに対する介助（介護・支援）の留意点を記述し，症状や支障に対応する食事例を掲載しました。

　福祉職や保健・医療職など，栄養や食品，食事について詳しく学んでこなかった専門職に栄養ケアに役立つ知識を提供し，在宅や施設での実践につなげられるテキストという特徴があります。

　読者からのご批判，ご教示を頂きながら，さらによいものにできればこれ以上の喜びはないと思っています。

　2019 年 10 月　　　　　　　　　　　　　　　　　　　　　　　　　　編著者一同

■ も く じ ■

第1章 障害者・要介護者に対する栄養ケアの意義

1 栄養ケアとは …………………………………………………………… *1*
　1）栄養不良　*1*
　2）わが国の栄養問題　*1*
　3）高齢者の栄養問題　*2*
　4）栄養ケアの必要性　*4*
　5）多職種連携とその課題　*4*
2 栄養ケアをめぐる制度上の環境整備 ………………………………… *5*
　1）報酬上の評価　*5*
　2）報酬の評価に左右されない栄養ケアの必要性　*6*
3 地域共生社会と栄養ケア ……………………………………………… *6*
　1）地域包括ケアシステム　*6*
　2）互助を活かす地域へ　*6*
　3）個別ケア　*9*
4 ケアマネジメントの標準化 …………………………………………… *10*

第2章 栄養ケアの実際

1 栄養ケア・マネジメントとは ………………………………………… *11*
　1）栄養ケア・マネジメントとケアマネジメント　*11*
　2）栄養ケア・マネジメントのプロセス　*12*
2 栄養スクリーニング …………………………………………………… *13*
　1）意義と目的　*13*
　2）栄養スクリーニングの指標　*13*
3 栄養アセスメント ……………………………………………………… *16*
　1）身体計測　*16*
　2）食事調査　*18*
　3）臨床診査（問診）　*18*
　4）臨床検査（血液性状，尿・便性状，免疫能）　*19*
　5）総合判断　*19*
4 多職種による栄養ケア計画 …………………………………………… *20*
　1）栄養ケア計画書の作成　*20*
　2）食事の提供と栄養補給の種類　*20*
　3）栄養食事指導　*24*

■ も く じ

　　　　４）多職種との協働　*24*

　　５　栄養ケアの実施とモニタリング　………………………………………　*25*

　　　　１）モニタリング　*25*

　　　　２）クリニカルパス　*25*

　　　　３）ミールラウンド　*26*

　　　　４）カンファレンス　*26*

　　６　在宅療養　…………………………………………………………………　*26*

　　　　１）栄養アセスメント　*26*

　　　　２）栄養補給　*26*

　　　　３）多職種によるケアと地域資源の活用　*27*

第3章　からだのしくみとはたらき

　　１　摂食と消化・代謝　………………………………………………………　*28*

　　　　１）摂食のしくみ　*28*

　　　　２）消化のしくみ　*29*

　　　　３）ホルモンによる血糖値の調節　*30*

　　２　口腔のはたらき　…………………………………………………………　*31*

　　　　１）口腔のしくみ　*31*

　　　　２）咀しゃく・嚥下のしくみ　*31*

　　　　３）誤　　嚥　*33*

　　　　４）口腔ケア　*34*

　　３　吸収と排せつ　……………………………………………………………　*35*

　　　　１）吸収のしくみ　*35*

　　　　２）排せつのしくみ　*36*

　　　　３）排尿障害や排便障害への対応　*37*

　　４　ホメオスタシス（恒常性）　……………………………………………　*39*

　　　　１）ホメオスタシス　*39*

　　　　２）バイタルサイン　*39*

　　５　救急時の対応　……………………………………………………………　*40*

第4章　からだの栄養素と役割

　　１　エネルギー　………………………………………………………………　*43*

　　　　１）エネルギーの産生　*43*

　　　　２）代謝量（基礎代謝・活動代謝）　*44*

　　　　３）エネルギーの必要量と消費量　*44*

2 たんぱく質 ……………………………………………………………… *44*

　1）からだの中のたんぱく質　　*44*

　2）からだの構成成分となるたんぱく質　　*45*

　3）からだの機能を整えるたんぱく質　　*45*

　4）アミノ酸　　*46*

3 糖質（炭水化物） …………………………………………………… *47*

　1）グルコースの代謝　　*47*

　2）血糖とグリコーゲンの相互交換　　*48*

4 食物繊維 ……………………………………………………………… *49*

　1）水溶性食物繊維　　*49*

　2）不溶性食物繊維　　*50*

5 脂質（脂肪） ………………………………………………………… *50*

　1）からだの中の脂肪細胞　　*50*

　2）脂質の消化と吸収　　*51*

　3）脂質によるエネルギー産生　　*51*

　4）中性脂肪，コレステロール，リン脂質，脂肪酸　　*52*

　5）リポたんぱく質（リポプロテイン）　　*53*

6 ビタミン ……………………………………………………………… *53*

　1）脂溶性ビタミンのはたらき　　*53*

　2）ビタミンB群のはたらき　　*54*

　3）ビタミンCのはたらき　　*55*

7 ミネラル ……………………………………………………………… *55*

　1）細胞内液と細胞外液のミネラル　　*56*

　2）ミネラルのはたらき　　*56*

　3）多量ミネラルと微量ミネラル　　*57*

8 水 ……………………………………………………………………… *58*

　1）からだの中の水分　　*58*

　2）1日の水分の摂取量と排せつ量　　*58*

9 その他の成分 ………………………………………………………… *59*

　1）アルコール　　*59*

　2）生理活性物質　　*60*

第5章　食べ物（食品）と薬

1 食事と食文化 ………………………………………………………… *61*

　1）食 文 化　　*61*

　2）生活歴・食事歴　　*61*

　3）行 事 食　　*61*

■ も く じ

　　　　4）食事と地域性　*62*
　　2　食べ物（食品）の種類 ……………………………………………………… *63*
　　　　1）炭水化物の多い食品　*63*
　　　　2）たんぱく質の多い食品　*63*
　　　　3）脂質の多い食品　*63*
　　　　4）ビタミンの多い食品　*63*
　　　　5）ミネラルの多い食品　*64*
　　　　6）食物繊維の多い食品　*64*
　　　　7）その他の食品（保健機能食品，サプリメント）　*65*
　　3　健康の維持・増進にかかわる指針 ………………………………………… *67*
　　　　1）食事バランスガイド，健康日本 21（第二次），食生活指針　*67*
　　　　2）運動・休養・睡眠のとり方　*67*
　　　　3）日本人の食事摂取基準　*68*
　　4　食事計画 ………………………………………………………………………… *69*
　　　　1）食品群の種類と特徴　*69*
　　　　2）献立のつくり方　*70*
　　5　食べ物（食品）と薬 …………………………………………………………… *72*
　　　　1）食べ物と薬の相互作用　*72*
　　　　2）味覚・食欲・胃粘膜への影響　*74*
　　　　3）高齢者の服薬　*74*
　　6　食べ物（食品）の衛生と安全 ……………………………………………… *75*
　　　　1）食中毒の防止と管理　*75*
　　　　2）食べ物（食品）の安全性　*78*

第6章　ライフステージの特徴

　　1　ヒトの成長・発達と加齢 ……………………………………………………… *80*
　　　　1）ライフサイクル　*80*
　　　　2）成長・発達にともなう心とからだの変化と栄養　*80*
　　2　乳児・幼児期の特徴 …………………………………………………………… *82*
　　　　1）乳児期の身体的・栄養的特徴　*82*
　　　　2）幼児期の身体的・栄養的特徴　*83*
　　　　■1日の食事例　*84*
　　3　学童・思春期の特徴 …………………………………………………………… *85*
　　　　1）学童期の身体的・栄養的特徴　*85*
　　　　2）思春期の身体的・栄養的特徴　*86*
　　　　■1日の食事例　*87*

もくじ ■

4　成人・更年期の特徴 ……………………………………………………… 88
　　1）成人期の身体的・栄養的特徴　88
　　2）更年期の身体的・栄養的特徴　89
　　■1日の食事例　90
5　老年期・要介護者の特徴 ………………………………………………… 91
　　1）老年期の身体的・栄養的特徴　91
　　2）要介護者の身体的・栄養的特徴　93
　　■1日の食事例　95

第7章　障害者・要介護者の栄養ケア

1　障害児・者の栄養ケア …………………………………………………… 97
　　1）発達障害　97
　　2）知的障害　98
　　3）精神障害　99
　　4）身体障害　99
　　5）特別支援学校の給食　101
2　水分の欠乏・過剰と栄養ケア …………………………………………… 103
　　1）脱　水　症　103
　　2）脱水症の介助（介護・支援）の留意点　103
　　3）浮腫（むくみ）　104
　　4）浮腫（むくみ）の介助（介護・支援）の留意点　104
　　■水分欠乏の場合の1日の食事例　105
3　栄養障害（不良）と栄養ケア …………………………………………… 106
　　1）低　栄　養　106
　　2）低栄養の介助（介護・支援）の留意点　107
　　3）褥瘡（床ずれ）　107
　　4）褥瘡（床ずれ）の介助（介護・支援）の留意点　108
　　■低栄養の場合の1日の食事例　109
　　■褥瘡の場合の1日の食事例　110
4　骨粗鬆症・骨折と栄養ケア ……………………………………………… 111
　　1）骨粗鬆症，骨折　111
　　2）骨粗鬆症・骨折の介助（介護・支援）の留意点　112
　　■骨粗鬆症・骨折の場合の1日の食事例　113
5　神経の障害・病気と栄養ケア …………………………………………… 114
　　1）パーキンソン病　114
　　2）筋萎縮性側索硬化症（ALS）　114
　　3）パーキンソン病・ALSの介助（介護・支援）の留意点　115

vii ■

■ もくじ

■パーキンソン病・ALS の場合の1日の食事例　*116*

6　筋肉の障害・病気と栄養ケア ……………………………………… *117*

1）フレイル，サルコペニア　*117*

2）慢性痛（腰痛，肩こりなど）　*117*

3）フレイル・サルコペニアの介助（介護・支援）の留意点　*118*

■フレイル・サルコペニアの場合の1日の食事例　*119*

7　脳の障害・病気と栄養ケア ………………………………………… *120*

1）脳血管疾患　*120*

2）脳梗塞の介助（介護・支援）の留意点　*120*

3）認 知 症　*121*

4）認知症の介助（介護・支援）の留意点　*122*

■脳血管疾患の場合の1日の食事例　*123*

■認知症の場合の1日の食事例　*124*

8　呼吸器の障害・病気と栄養ケア …………………………………… *125*

1）肺　炎　*125*

2）気管支喘息　*125*

3）閉塞性慢性肺疾患（COPD）　*125*

4）呼吸器疾患の介助（介護・支援）の留意点　*126*

■呼吸器疾患の場合の1日の食事例　*127*

資　料　1．食事・栄養・口腔ケア・褥瘡管理等に関する介護保険報酬・
診療報酬 ………………………………………………………… *130*

2．健康増進に関する指針 ………………………………………… *133*

3．食事に関する指針 ……………………………………………… *136*

4．栄養スクリーニング・ツール ………………………………… *139*

5．褥瘡評価ツール ………………………………………………… *140*

6．一般的に使用されるパラメータと栄養アセスメント ……… *142*

7．臨床検査の基準範囲と意味 …………………………………… *143*

さくいん …………………………………………………………………… *147*

福祉・保健・医療のための
栄養ケア入門
―多職種連携の栄養学―

【執筆分担】

渡 邉 早 苗 ：第4章，第7章1

寺 本 房 子 ：第7章2-1)・3)，3-1)・3)，4-1)

石 山 麗 子 ：第1章，
第7章2-2)・4)，3-2)・4)，4-2)，5-3)，6-3)，7-2)・4)，8-4)

小 坂 和 江 ：第6章

五 味 郁 子 ：第2章1，2，3，4-1)・3)・4)，5，6

土 谷 昌 広 ：第2章4-2)，第3章，
第7章5-1)・2)，6-1)・2)，7-1)・3)，8-1)・2)・3)

細山田 洋 子 ：第5章

第1章 障害者・要介護者に対する 栄養ケアの意義

　栄養への配慮は，健康な人はもちろん介護を必要とする人や障害のある人にはそれぞれの状態に応じた専門的な内容が求められます。高齢化の進展により増加する要介護高齢者のケアプランに「栄養の確保」などの記述が位置づけられることは珍しくありません。一方で，栄養に関する専門的管理はまだごく一部の対象者に限られています。栄養ケアは管理栄養士・栄養士だけがかかわればよいのでしょうか。私たちの国の現状と栄養ケア，多職種協働の必要性についてみていきます。

1 栄養ケアとは

1）栄養不良

　私たちは食事をとることで生命を維持しています。十分な食事を摂取できなければ栄養不足となり，免疫力の低下・貧血・運動能力の低下などを引き起こし，一方，食事をとり過ぎると，生活習慣病の発症など健康上の問題を引き起こします。栄養バランスに配慮した適切な食事をとることは私たちが健康な生活を送るために不可欠な条件です。WHO は栄養不良について「その形態全体としては，低栄養（栄養性消耗症，発育不全，低体重），ビタミンやミネラルの偏り，過体重，肥満及び食事関連の非感染性疾患が含まれる。」とし，世界では 19 億人の成人が過体重か肥満である一方で，4 億 6,200 万人が低体重であると報告しています。自然災害や紛争によって食料を得られず飢餓から命を脅かされている人がいる反面，豊富な食料に恵まれている国もあります。

2）わが国の栄養問題

　わが国では国民の健康増進の総合的な推進を図るための基礎資料を得ることを目的として毎年「国民健康・栄養調査」が実施されています。体格指数（BMI）でみると，高齢者だけに課題があるわけではありません。20 代の女性では 21.7％が「痩せ」（BMI $< 18.5 \ kg/m^2$）で，50 歳を超えると女性では BMI の適正範囲（$18.5 \sim 24.9 \ kg/m^2$）外の人が急増しています。男女とも 70 歳を超えると適正範囲内の比率が減少していきます（図 1-1）。また，65 歳以上では男性 12.5％，女性では 19.6％が低栄養傾向（BMI $\leqq 20 \ kg/m^2$）の状態であることも報告されています（図 1-2）。

■ 第 1 章　障害者・要介護者に対する栄養ケアの意義

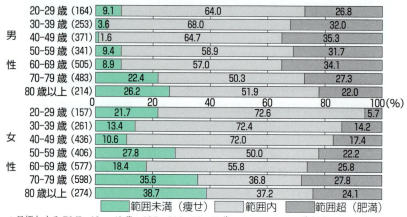

図 1-1　目標とする BMI の範囲の分布（20 歳以上，性・年齢階級別）

出典）厚生労働省：平成 29 年度国民健康・栄養調査結果。

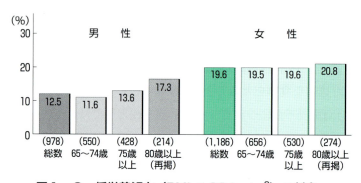

図 1-2　低栄養傾向（BMI ≦ 20 kg/m^2）の割合

出典）厚生労働省：平成 29 年度国民健康・栄養調査結果。

■3）高齢者の栄養問題

　一般に定年を迎え退職すると，外出の機会や人との交流の機会は減少します。また，社会的なつながりの中での決められた予定をもたない場合が多く，起床，食事などの基本的な生活リズムに変化が生じます。夫婦二人や独居では，料理にかける手間や品数も気ままになりがちです。このような毎日の生活の変化は食生活，ひいては栄養状態に大きく影響します。低栄養傾向の人の外出頻度の調査結果（図1-3）では，65〜74 歳で週 1 回以上外出していない低栄養傾向の男性の割合は外出している人と比べると 20 ポイント高くなっています。

　2018 年 8 月時点のわが国の 65 歳以上人口は 3,550 万人超で全人口の約 28％を占め，前年よりも 0.27％増加しています。今後さらに高齢化は進展し（図1-4），栄養に関する課題を抱える人が増加することが予想されています。

■2

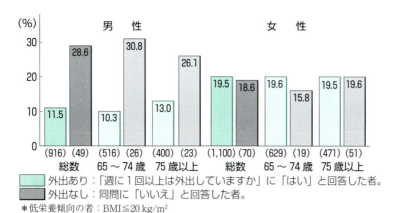

図1-3 週に1回以上の外出の有無別,低栄養傾向の者の割合

出典）厚生労働省：平成29年度国民健康・栄養調査結果。

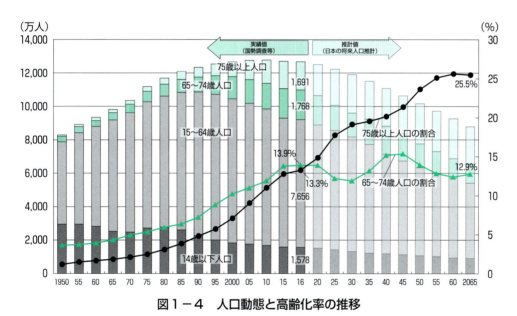

図1-4 人口動態と高齢化率の推移

出典）厚生労働省：2016年までは総務省統計局「国勢調査」および「人口推計」，2020年以後は国立社会保障・人口問題研究所「日本の将来推計人口（平成29年4月推計）中位推計」。

　図1-5では，65歳以上の「何でも噛んで食べることができる」以外の者は，「何でも噛んで食べることができる」者よりも低栄養傾向の比率が7ポイントほど高くなっています。これらのデータからいえるのは，低栄養の予防や改善には食事にだけ配慮すればよいわけではないことです。食事はもちろんのこと，口腔の状態，身体活動や生活習慣を含め総合的に観察する必要性があります。

　「人生100年時代」といわれる中で介護予防を実現して健康寿命を延伸し，たとえ要介護状態となっても重度化をどう防止するのかという視点や効果的な対策が求められています。

■ 第1章 障害者・要介護者に対する栄養ケアの意義

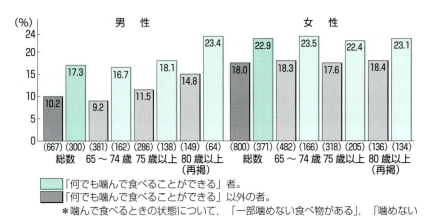

図1-5 かんで食べるときの状態別, 低栄養傾向の者の割合

出典) 厚生労働省:平成29年度国民健康・栄養調査結果.

　ひとりひとりがより健康で活動的な生活を送ることができるかは，その個人・家族のQOL (Quality Of Life:生活の質・人生の質) や幸福度に直結します。国民の4人に1人が高齢者となったわが国では，地域や国全体への課題にもつながります。私たちひとりひとりが心身の健康を保つための正しい知識をもつことと，それを実行する自覚や体制があれば理想的ですが，なかなか簡単なことではありません。特に病気や障害，要介護状態などにある人にとっては，個々の状態に合わせた専門的な知識や技術が必要となってきます。

■4) 栄養ケアの必要性

　食事は私たちの健康に直接影響することから，高齢化が進展している日本では国レベルの課題となっています。栄養ケアは対象者の健康状態を維持・改善し，QOLの向上を目的としています。食事は身体的な課題のみを対象にしているのではありません。食事という特性上，QOLにつながりますので，心理・社会的な側面からの評価も欠かせません。対象者の生活背景，好みや価値観にも目を向ける必要があります。

■5) 多職種連携とその課題

　栄養ケア・マネジメントは，栄養スクリーニングにはじまり，アセスメント，栄養計画の作成，栄養ケアの実施，モニタリング，再アセスメントのプロセスで行われます。生活を背景とした評価には，対象者本人と家族を中心としつつ，より多角的な視点が求められ，対象者に長くかかわる管理栄養士・栄養士を中心に，さまざまな専門職からの情報が有用となります。

2　栄養ケアをめぐる制度上の環境整備 ■

　一般に多職種連携は，異なる専門性をもつ職種が複数協働することで，対象者に対し，より適切な援助を効果的に提供し，自立に向けた支援の相乗効果を生み出すことが期待されています。一方でそれぞれの職種を位置づける法律，養成教育，介入の目的，報酬体系等には違いがあり，共通言語や知識を持ち合わせてはいません。連携する過程では職種間のコミュニケーションに課題が生じ，本来期待する相乗効果が得られないこともあります。そればかりか相互にストレスを感じる要因ともなり，連携関係に影を落とすことにもなりかねません。日常生活を支える食事（栄養）の重要性が高まる今日，福祉・保健・医療の多職種が栄養に関する共通の知識や言語をもつことは，栄養ケアの可能性と効果をさらに高めることにつながります。

2　栄養ケアをめぐる制度上の環境整備

　栄養ケアの必要性が高まりをみせる中，介護保険の報酬改定や障害福祉サービスなどの報酬改定では，栄養ケアに関する報酬上の評価が進んでいます。報酬上の評価が拡充される目的は，栄養スクリーニングにはじまる栄養ケアのプロセスが適切に行われることで，健康寿命の延伸と介護予防，QOL の向上に貢献することです。

　ところが実態をみれば，多職種に共通した栄養ケアの研修が報酬算定に先んじて義務づけられているわけではなく，栄養ケアに関する知識の修得は，個々の事業所や専門職に委ねられているのが現状です。わが国の高齢化の背景から栄養ケアの重要性は明らかであり，栄養ケアの目的や基本的知識と技術を共有する学習機会を多職種で協働してつくり，実践力を高めることが大いに期待されています。

■ 1）報酬上の評価

（1）高齢領域における制度整備

　2018 年介護報酬改定において，栄養に関する加算が整備されました（巻末資料参照）。特徴のひとつは従来の施設サービスでの栄養に関する加算に加え，居宅サービスの福祉系サービスに介護職が行える栄養スクリーニングの加算が導入されたことです。まさに栄養ケアは福祉・保健・医療の多職種連携により行うことが報酬体系上からも明らかになったといえます。

（2）障害領域における制度整備

　2018 年度障害福祉サービス等報酬改定において，施設サービスを対象に栄養に関する加算が整備されました（巻末資料参照）。管理栄養士・栄養士，医師，歯科医師の連携や栄養計画書の作成に基づく分析的な評価や特定の目標に対する到達のための介入が評価の対象となっています。

5 ■

■ 第1章　障害者・要介護者に対する栄養ケアの意義

■ 2）報酬の評価に左右されない栄養ケアの必要性

　報酬での評価が行われることで，栄養ケアを実施する施設での人材確保，経営基盤は安定化していきます。しかし人材が配置され，計画作成をするなど外形的な算定要件を満たすことのみで栄養ケアが成功するとは限りません。なぜなら財政面などさまざまな理由により，評価の対象となっている専門職は，現状では医師，歯科医師，管理栄養士などに限定されているからです。栄養ケアは本来，身体面だけでなく生活状況などの背景も関連することから，算定要件に含まれていない他職種との連携も必要です。生活を専門的にサポートする職種には看護師やホームヘルパーなどがいます。運動療法などについてはリハビリテーション職も関与しています。栄養ケアを行う目的は報酬算定ではなく，対象者にとって最善の栄養ケアを行う最適な職種構成と連携内容の検討が期待されています。

3　地域共生社会と栄養ケア

■ 1）地域包括ケアシステム

　現在，わが国では「地域包括ケアシステム」の構築を目指しています。地域包括ケアは，生活のしづらさを感じる人であっても，可能な限り住み慣れた地域で，その人のもつ能力に応じて自立した日常生活を営むことができるよう，医療・介護・介護予防・住まい・日常生活支援などが包括的に確保される体制を地域の実情に応じて地域ごとに作ろうとするものです。地域包括ケアシステムの議論は当初，高齢者領域を中心に行われていましたが，障害をはじめさまざまな領域に広がっています。

　人生には出産・子育て，仕事と介護の両立，病気や障害，生活困窮などさまざまなライフステージや生きるうえでの困難があります。またその延長線上には終末期や死もあります。栄養ケアにおいてもさまざまなライフステージ，困難性，終末期までのすべての生活を支える視点が求められています。

■ 2）互助を活かす地域へ

　2016年7月に「我が事・丸ごと」地域共生社会実現本部が設置され，「地域共生社会の実現」を目指しています。地域共生社会とは以下のようなものとされています。

> ・分野・対象者別に進められてきた縦割りの地域の支援の仕組みを見直すこと。
> ・地域住民を中心としたすべての関係者が「我が事」として，生活課題に「丸ごと」対応できるような地域社会。
> ・これらは今後日本社会が目指すべきイメージ。

6

3 地域共生社会と栄養ケア ■

　このような策が打ち出された背景には，社会が求める支援ニーズの変化や地域生活における課題の多様化・複雑化があげられます。例えば，老老介護（高齢者が高齢者を介護）や認認介護（認知症の人が認知症の人を介護）の比率の増加，子育てと高齢者・障害者の介護を同時に行うダブルケア，経済的困窮状態にある世帯の介護の課題などです。さまざまな課題を抱える住民が自らの意思に基づいて，尊厳を保持し自立した質の高い生活を送れることを目指しています。加えて"支える側"と"支えられる側"という二項で成立するのではなく，誰もが支えられる側にも支える側にもなるという柔軟さをもつことが地域共生社会の考え方です（表1-1）。

表1－1　地域共生社会の実現へ向けた考え方

「地域共生社会」とは	◆制度・分野ごとの『縦割り』や「支え手」「受け手」という関係を超えて，地域住民や地域の多様な主体が『我が事』として参画し，人と人，人と資源が世代や分野を超えて『丸ごと』つながることで，住民一人ひとりの暮らしと生きがい，地域をともに創っていく社会	
改革の背景と方向性	公的支援の『縦割り』から『丸ごと』への転換	○個人や世帯の抱える複合的課題などへの包括的な支援 ○人口減少に対応する，分野をまたがる総合的サービス提供の支援
	『我が事』・『丸ごと』の地域づくりを育む仕組みへの転換	○住民の主体的な支え合いを育み，暮らしに安心感と生きがいを生み出す ○地域の資源を活かし，暮らしと地域社会に豊かさを生み出す
改革の骨格	**地域課題の解決力の強化** ・住民相互の支え合い機能を強化，公的支援と協働して，地域課題の解決を試みる体制を整備 ・複合課題に対応する包括的相談支援体制の構築 ・地域福祉計画の充実	**地域を基盤とする包括的支援の強化** ・地域包括ケアの理念の普遍化：高齢者だけでなく，生活上の困難を抱える方への包括的支援体制の構築 ・共生型サービスの創設 ・市町村の地域保健の推進機能の強化，保健福祉横断的な包括的支援のあり方の検討
	地域丸ごとのつながりの強化 ・多様な担い手の育成・参画，民間資金活用の推進，多様な就労・社会参加の場の整備 ・社会保障の枠を超え，地域資源（耕作放棄地，環境保全など）と丸ごとつながることで地域に「循環」を生み出す，先進的取組を支援	**専門人材の機能強化・最大活用** ・対人支援を行う専門資格に共通の基礎課程創設の検討 ・福祉系国家資格を持つ場合の保育士養成課程・試験科目の一部免除の検討

出典）平成29年2月7日厚生労働省「我が事・丸ごと」地域共生社会実現本部決定を抜粋して作成。

　合わせて『社会福祉法』が改正され，地域住民は相互に協力し地域社会を構成する一員としてあらゆる機会に参加していくことが努力義務として規定されました。

> 『社会福祉法』の改正（平成29年6月2日公布）
> 第4条（地域福祉の推進）　地域住民，社会福祉を目的とする事業を経営する者及び社会福祉に関する活動を行う者（以下「地域住民等」という。）は，相互に協力し，福祉サービスを必要とする地域住民が地域社会を構成する一員として日常生活を営み，社会，経済，文化その他あらゆる分野の活動に参加する機会が確保されるように，地域福祉の推進に努めなければならない。

7 ■

■ 第1章　障害者・要介護者に対する栄養ケアの意義

（1）互助を活かす支援

　報酬上の評価には高齢者領域にも障害領域にもホームヘルパーは含まれていません。栄養ケアにおいてホームヘルパーとの連携は不要でしょうか。ホームヘルパーは対象者と1対1で接し，対象者の自宅を訪問し，居住環境や生活状況，冷蔵庫の中に何が入っているかもよく知っています。また買い物代行や調理の支援など，食習慣や好み，飲水や食事の摂取量，ゴミ箱の中の食べ残しまで観察することができる職種です。ホームヘルパーから情報を引き出す一方で，栄養ケアについての専門的な情報や工夫の方法を提供することで，栄養ケアの質は劇的に変わるかもしれません。

　さらにホームヘルパーは，対象者への来客，かかってくる電話，出かけて訪ねて行く先など「人とのつながり」も知ることができる職種です。人とのつながりの延長線上には，"一緒にお茶を飲む"，"おやつを食べる"，"食事をする"，時には"お酒を飲む"といった情報も得られます。対象者にとって食は日常生活のできごとです。提供された食事や弁当，指導された内容だけの食生活を送っているとは限りません。特に自宅は対象者の城ともいえますので，対象者に主導権や決定権があります。ホームヘルパーなどの介護者は在宅生活に密着していることから，本人や家族，地域の人とのつながりも含め時間軸（日ごと・週ごと）でとらえる総合的なアセスメントも可能です。それを実現するためには，ホームヘルパーが自分の仕事がどのように栄養ケアに関連し，どのような価値があるのか自覚していることが前提です。自覚がないと重要な意味をもつ情報と気づかず消えてしまうかもしれません。

　例えば図1-6は，糖尿病の対象者と買物同行中のホームヘルパーとの会話です。何気ない会話を通して"人のつながり"と"食の情報"を聞きとり，意思決定につなげようとしています。

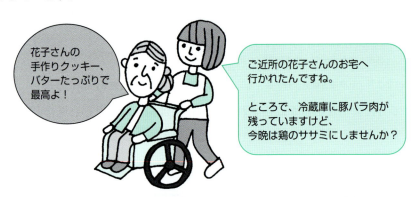

図1−6　糖尿病の対象者とヘルパーの何気ない会話例

　ホームヘルパーに栄養ケアの知識が豊富であれば，対象者の好みに配慮しつつ療養食への理解をうながし，対象者のセルフマネジメント力を高めることができます。人

と食を結びづけたアセスメントができれば，栄養をとるということだけでなく，食を他者とともに味わい楽しむという機能の発揮もかなえることができます。もし対象者の気分が沈んで食事が進まないときには単に「食べてください」と指導するのではなく「仲良しの花子さんも一緒にお食事に誘いましょうか」と"人のつながり"つまり互助を活かしたケアの発想と実現への道筋をつけることもできます。この対象者と花子さんの関係は，対象者がこれまでにつむいできた大切な財産です。地域共生社会における栄養ケアとは，このような概念と多職種連携の融合を意識できるかにかかっています。

（2）専門職による支援の落とし穴

　介護は生活を支援することに直結し，生活は家庭内の日常の連続です。介護保険制度が施行されたことで家庭内の介護は社会化され，専門的ケアの提供と負担軽減が実現されたという利点がありました。一方で，専門職が家族機能に介入したことで，家族や近所の見守りや手助け等がいっせいに後退したという反省点もあります。特に人のつながりなど一度壊れたものを再生するのは容易ではありません。

　栄養ケアの必要性が高まる中，特に在宅サービスを提供する専門職が「食」にかかわることで，意図せずとも対象者と家族も含めた社会との「食」の交わりやつながりを途絶えさせることのないように留意する必要があります。

■3）個別ケア

　ある有料老人ホームの対象者が「食事はしたくない」といいました。「療養食を食べているのを人に見られたくない」というのが理由でした。その言葉を聞いた担当職員は，居室で食事がとれるようにセッティングし，本人が気がねなく食事がとれるように配慮しました。他の職員にも引き継ぎが行われ，スタッフは居室に食事のトレーを準備することが日常化しました。もともとこの対象者は食事以外の時間を居室で過ごしていましたが，ますます大半の時間を居室で過ごすようになり，しだいに食事の摂取量は減少していきました。この事例は一見して対象者のニーズに配慮した個別対応のようにみえますが，本質的なケアの視点があるといえるでしょうか。

　似たような訴えが別の有料老人ホームでもありました。その有料老人ホームでは，対象者の訴えをもとに管理栄養士・栄養士をはじめとする多職種でのカンファレンスを開催しました。話し合いの結果，ケアの方針は「食堂での食事を楽しく継続できるような工夫を検討すること」となり，調理方法・食器・盛付を工夫しました。その後の摂取量の確認はもちろんのこと，食堂に誘導する介護スタッフの声かけや本人の食事の際の表情の確認を行うことも栄養ケアの一環として共有し留意しました。

　対象者の訴えは同じでも対応するスタッフのとらえ方，多職種で協働して解決に導

■ 第1章　障害者・要介護者に対する栄養ケアの意義

くかによって結果は大きく異なります。栄養ケアにおける個別ケアの意義をみつめれば，そこにかかわる専門職としての醍醐味がみえてくるでしょう。

4　ケアマネジメントの標準化

　栄養ケアに限らず，多職種連携の難しさについてはこれまでもさまざま意見が出されてきました。そこで介護保険制度では「ニッポン一億総活躍プラン」に基づき，特に介護支援専門員を対象としたケアマネジメントの標準化が進められています。

　科学的なエビデンスが示しやすい疾患別のケアから着手されており，現在は，脳血管疾患，大腿骨頸部骨折，心不全，認知症，誤嚥性肺炎の順に整備されているところです。いずれの疾患の場合にも基本ケアを踏まえて行う構成です。基本ケアはすべての要介護者に対して行うものとし，疾患の対象を限定しません。そして基本ケアの最初に位置づけられているのは「食事と栄養」です。健康を維持するための栄養の確保が重要であると説き，さまざまな調整や環境整備を行うことが介護支援専門員の役割であると位置づけています。介護保険制度においてさまざまな支援をマネジメントする中核である介護支援専門員に標準的なケアマネジメントが示されることにより，今後，栄養に関するスクリーニングや連携が進んでいくことも期待されています。

　福祉・保健・医療の専門職が行う栄養ケアは，対象者の尊厳の尊重に基づく自立支援であり，地域共生社会の中でからだ・精神・社会の多角的な側面から地域とのつながりを活かしアプローチするものです。適切な栄養ケアは個々人の健康やQOLの向上，ひいては活力ある地域づくりにつながります。

第2章 栄養ケアの実際

> 栄養・食事の専門職である管理栄養士・栄養士は，対象者の栄養障害の改善に対して栄養ケア・マネジメントの手法を用いて取り組みます。栄養ケア・マネジメントは思いつきや思い込みで行われるものではありません。考え方や手順は科学的に練り上げられてきたものです。福祉職も，高齢者や障害のある人の栄養障害（低栄養，過栄養）を理解し，その予防に取り組みましょう。

1 栄養ケア・マネジメントとは

1）栄養ケア・マネジメントとケアマネジメント

栄養ケア・マネジメントは，対象者の課題分析（アセスメント）時に，栄養や食事の問題があり，ケアが必要であると判断するとスタートします。

日常生活の中で，食事（栄養素）は，生きていくうえで欠かすことはできません。適切な食事は，成長・発育や健康の保持増進，疾病予防の基本であり，傷病時には，その病態に合わせた食事（栄養）提供を行うことで，病気の治療や重症化予防に貢献します（食事療法）。食事（栄養）はケアとキュア（治療）の両方の役割をもっています。対象者の状態を把握した適切な評価・判定が重要で，これに基づき管理栄養士により栄養管理が行われています。栄養ケア（キュア）の実践には，栄養補給（食事提供），栄養指導（教育）という手段が使われますが，より効果的な栄養ケアに向けてさまざまな専門職との協働や地域資源が活用されます。

管理栄養士が中心となって栄養ケアを実施した場合には，栄養マネジメント加算（介護保険施設入所者），居宅療養管理指導料（介護報酬），在宅患者訪問栄養食事指導料（診療報酬）が算定されます。ケアサービスがすでに実施されている中で，本人の様子の変化，家族の意向，他職種からの照会によって途中から栄養ケアが導入されることもあります。

栄養ケアはケアマネジメントの一環で，食に関する部分です。ケアマネジメントを木の幹とすると栄養ケアは木の根にあたります。したがって，栄養ケアのゴールはケアマネジメントで設定された対象者のゴールと同じで，栄養ケアは対象者が実現したい暮らしに寄与します。

■ 第2章 栄養ケアの実際

■2）栄養ケア・マネジメントのプロセス

　栄養ケア・マネジメントは，保健・医療・福祉サービスの一環として，個々人に最適な栄養ケアを行うためのシステムで，栄養スクリーニング，栄養アセスメント，栄養ケア計画，実施，モニタリング，評価の6プロセスで構成され，計画（Plan）➡実施（Do）➡チェック（Check）➡対応（Action）を繰り返す **PDCAサイクル** で展開しますが，"チェック（Check）" がモニタリングに相当します。各プロセスの機能や方法・手順が明確にされている必要があります（図2-1）。したがって，マニュアルや記録が整備されていることで，担当者に異動があっても一定の質で栄養ケア・マネジメントを実施することができます。

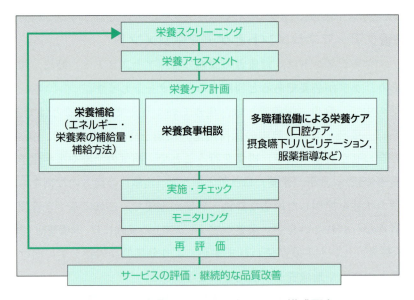

図2-1　栄養ケア・マネジメントの構成要素

資料）厚生省老人保健事業推進等補助金研究：高齢者の栄養管理サービスに関する研究報告書，1997より作成。

　栄養ケアのゴールは，対象者の栄養や食事の問題にアプローチ・解決し，QOLを向上させることです。

　近年では栄養補給法の進歩により，胃瘻・腸瘻や静脈栄養法によって栄養補給をすることが可能になっていますが，高度な栄養介入による栄養補給法が対象者にとって最善とは限りません。病状や意向によっては，栄養状態の改善よりも**食べる楽しみ**や**QOLの向上**を優先し，対象者の意向を尊重した栄養ケアであることが重要です。

2 栄養スクリーニング

1）意義と目的

　栄養スクリーニングは，対象者の低栄養のリスクを簡便に判定する第一段階のプロセスです。高齢者健診，医療機関，介護保険施設，障害者施設では，低栄養をターゲットにしてスクリーニングが実施されています。低栄養状態にある人は，感染症などの合併に伴い，予後不良，自立度や生存率の低下などが起りやすくなります。

　低栄養は早期に発見することが重要で，適切なケアにより予防することができます。食欲低下や体重減少，身体活動の低下などなど低栄養状態におちいる徴候を見逃さないようにします（図2-2）。

　「低栄養のリスクあり」または「低栄養」と判定されると，第二段階として客観的な指標を用いた詳細な栄養状態の評価（栄養アセスメント）が行われ，低栄養を改善するための管理栄養士による栄養介入が開始されます。

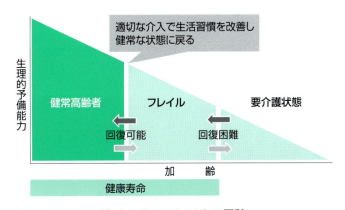

図2-2　フレイルの予防

2）栄養スクリーニングの指標

　スクリーニングに用いる指標には，簡便で対象者に負担が少ない方法が望まれます。低栄養のスクリーニング指標としては，BMI，体重減少率，食欲不振などの消化器症状が一般的に用いられます。

（1）体重減少率

　体重減少は，食事からの栄養摂取量がからだのエネルギー要求量に満たない状態が持続すると起こります。通常体重に比べて1か月で3％以上の体重減少が認められると，有意な体重減少とされます。

　体重減少率は〔通常体重（kg）－現体重（kg）〕÷通常体重×100（％）で求めることができます。

■ 第２章　栄養ケアの実際

表２－１　低栄養のリスクとレベル

指　　標	低リスク	中リスク	高リスク
ＢＭＩ	18.5 〜 29.9	18.5 未満	
体重減少率	変化なし （減少３％未満）	1か月に 3〜5％未満 3か月に 3〜7.5％未満 6か月に 3〜10％未満	1か月に 5％以上 3か月に 7.5％以上 6か月に 10％以上
食事摂取量	良好（76 〜 100 ％）	不良（75％以下）	不良（75％以下）
褥　　瘡	―	―	褥　　瘡

（2）その他の指標

　食事摂取量の減少，摂食嚥下機能の低下，消化器症状，褥瘡などがスクリーニング指標として使用されます。これらの指標に該当する対象者では，体重減少や血清アルブミン値の低下が同時にみられる場合が多くあります。

　また，近年，医療施設では SGA （Subjective Global Assessment：主観的包括的評価，図 2-3） や MNA–SF（Mini Nutritional Assessment Short Form, Nestle Institute：簡易栄養状態評価表，図 2-4）といった包括的なスクリーニングツールが用いられています。

14

2 栄養スクリーニング ■

---

1. Rough Screening 　明らかに栄養不良なしと判断した場合，2. Detailed Screening 以下は不要
・明らかに栄養不良無し 　　　　・栄養不良の可能性あり
2. Detailed Screening
a) 病　歴
　　1. 体重の変化
　　　通常の体重（　　　）kg，現在の体重（　　　）kg，増加・減少（　　　）kg　いつから（　　　　）
　　2. 食物摂取量の変化（通常との比較）
　　　変化（無　有）いつから（　　　　）
　　　現在食べられるもの（食べられない，水分のみ，流動食，おかゆ，並食）
　　3. 消化器症状
　　　症状（無　有）嘔気　いつから（　　　），嘔吐　いつから（　　　），下痢　いつから（　　　）
　　4. 機　能　性
　　　機能障害（無　有）いつから（　　　）
　　　労　　働（せいぜい身の回りのこと，家事程度，肉体労働）
　　　歩　　行（1人，援助：杖，歩行器，いざり歩き）
　　　寝たきり　いつから（　　　）
　　　排　　尿（トイレ，オムツ），　　　　　排　　便（トイレ，オムツ）
　　5. 疾患および疾患と栄養必要量との関係
　　　基礎疾患（　　　　　　　　　　　　），既往歴（　　　　　　　　　），内服・治療薬（　　　　　　），
　　　熱（　　　）℃，呼吸（整　頻），脈（整　頻），
　　　代謝動態；ストレス（無，軽度，中等度，高度）
b) 身体状態
　　体　　型　肥満，普通，瘦瘦（軽度　重度）
　　浮　　腫（無　有）部位（　　　　　　　），褥　　瘡（無　有）部位（　　　　　　）
　　脱　　水（無　有）
3. Judgment
　　A；栄養状態良好………栄養学的に問題ありません。
　　B；軽度の栄養不良……現在のところNST対象症例ではありません。但し，今後摂取カロリー
　　　　　　　　　　　　　の減少や感染，手術などの侵襲が加わったり，臓器障害等合併する
　　　　　　　　　　　　　場合には，C〜Dへの移行が考えられますので，注意が必要です。
　　C；中程度の栄養不良…NST対象症例です。経過・病態に応じて栄養療法導入が必要です。
　　　　　　　　　　　　　Dに移行するリスクあり要注意です。
　　D；高度の栄養不良……NST対象症例です。直ちに栄養療法が必要で，NSTによるアセス
　　　　　　　　　　　　　メントが必要です。

図2-3　SGA（主観的包括的アセスメント）
―日本静脈経腸栄養学会NSTプロジェクト―

【スクリーニング】	【評　点】
A　過去3か月間で食欲不振，消化器系の問題，咀嚼・嚥下困難等で食事量が減少しましたか？	0＝著しい食事量の減少 1＝中程度の食事量の減少 2＝食事量の減少なし
B　過去3か月で体重の減少がありましたか？	0＝3kg以上の減少 1＝わからない 2＝1〜3kgの減少 3＝体重減少なし
C　自力で歩けますか？	0＝寝たきりまたは車椅子を常時使用 1＝ベッドや車椅子を離れられるが，外出はできない 2＝自由に歩いて外出できる
D　過去3か月間で精神的ストレスや急性疾患を経験しましたか？	0＝はい 2＝いいえ
E　神経・精神的問題の有無	0＝強度認知症またはうつ状態 1＝中程度認知症 2＝精神的問題なし
F　BMI：体重（kg）÷身長（m）^{2}	0＝BMIが19未満 1＝BMIが19以上21未満 2＝BMIが21以上23未満 3＝BMIが23以上

スクリーニング値小計（最大14ポイント）

12〜14ポイント：栄養状態良好，8〜11ポイント：低栄養のおそれあり，0〜7ポイント：低栄養

＊数値を加算し，11ポイント以下の場合，アセスメントに進み総合評価値を算出して低栄養状態指標
　スコアを得る。

図2-4　MNA-SF（簡易栄養状態評価表）

15 ■

■ 第2章　栄養ケアの実際

3 栄養アセスメント

　栄養アセスメントとは，**身体計測データ**（Anthropometric data），**臨床検査データ**（Biomedical data），**臨床診査**（Clinical signs/symptoms），**食事調査**（Dietary method）の情報を総合して，解決すべき栄養の問題を示すプロセスをいいます。

■ 1）身体計測

（1）身　　長

　背筋を伸ばして身長計に沿って直立し，顎を引き気味にして計測します。寝たきりの対象者や，円背・麻痺・拘縮のある状態では正確な計測は難しいとされています。側臥位での計測方法には，**三点計測法*** あるいは**五点計測法**** があります。身長と相関のある**膝高**を計測し，推算式から計算する方法もあります。

（2）体　　重

　体重は最も重要な栄養状態の評価指標です。体重変化は，エネルギー摂取量と消費量のバランスを表します。摂取量が消費量に対して不足する場合には体重は減少し，摂取量が消費量より過剰な場合には体重は増加します。体重が一定の場合，摂取量と消費量は均衡であると評価します。

　体重は体水分の貯留状態に影響を受けます。浮腫や腹水があると体重は増加し，脱水状態にあると体重は減少します。

◆ **BMI**　　**体重（kg）÷身長（m)^2** で算出します。$18.5 \sim 25 \ \mathrm{kg/m^2}$ 未満が「普通」とされています。転倒予防や介護予防の観点から $50 \sim 69$ 歳では $20 \sim 24.9 \ \mathrm{kg/m^2}$，70 歳以上では $21.5 \sim 24.9 \ \mathrm{kg/m^2}$ が目標とする BMI とされています。

◆**小児の栄養状態**　　乳幼児（3 か月～5 歳）では**カウプ指数*****，学童期では**ローレル指数******を参照します。小児の栄養状態の評価には，日本では一般的に**乳幼児身体発育曲線**（いわゆる**成長曲線**）が用いられていますが，次の 3 つの指標が用いられることもあります。

　W/H（Weight for Height）：身長に対する体重；低いと「消耗（Wasting）」

　H/A（Height for Age）：年齢に対する体重；低いと「低体重（Underweight）」

　W/A（Weight for Age）：年齢に対する身長；低いと「発育不良（Stunting）」

＊頭頂から首の付け根，首の付け根から腸骨稜上縁，腸骨から足底の各計測値を合算する。
＊＊頭頂から首の付け根，肩から腸骨，腸骨から大転子骨，大転子骨から膝中央，膝から踵の各計測値を合算する。
＊＊＊カウプ指数＝体重（kg）÷身長（cm)^2 × 10^4。基準値の目安：乳児（3 ～ 11 か月）16 ～ 18，満 1 歳 15.5 ～ 17.5。
＊＊＊＊ローレル指数＝体重（kg）÷身長（cm)^3 × 10^7

■ *16*

3 栄養アセスメント

表2－2　栄養アセスメントで用いられる指標

		アセスメント指標，関連して把握すべき内容
身体計測	エネルギーバランス	・体重　・体重変化率
	体　格	・BMI　・カウプ指数　・ローレル指数
	体 組 成	・上腕周囲長　・上腕三頭筋皮下脂肪厚　・上腕筋面積　・下腿周囲長
臨床検査	たんぱく質栄養状態	・総たんぱく質　・血清アルブミン ・トランスサイレチン（プレアルブミン）・トランスフェリン
	糖 検 査	・血糖値　・HbA1c　・グリコアルブミン ・自己血糖測定（SMBG）・たんぱく尿　・インスリン濃度 ・HOMA-β　・HOMA-R　・尿中微量アルブミン　・尿糖
	脂質検査	・中性脂肪　・総コレステロール　・LDLコレステロール ・HDLコレステロール　・アポたんぱく
	腎機能検査	・糸球体ろ過量（血清クレアチニン，尿量） ・BUN（たんぱく質代謝産物）・血清カリウム　・血清リン
	電解質検査	・血清ナトリウム　・血清カリウム　・血清リン　・血清マグネシウム ・血清カルシウム
臨床診査	脱　　水	・腋窩の乾燥　・口腔粘膜・舌の乾燥　・頻脈・徐脈　・濃縮尿 ・尿量の減少　・ふらつき　・昏睡（重度の場合）
	便　　秘	・食事摂取量不足　・水分摂取不足　・身体活動量低下 ・腹筋力の低下 ・薬の副作用（抗コリン作用剤，制吐剤，抗うつ剤，疼痛管理用麻薬など）
	下　　痢	・便性状　・排便回数　・便量　・緩下剤・下剤の使用状況 ・感染症　・乳糖不耐症　・経腸栄養剤の浸透圧・投与速度
	食欲不振	・全身状態の悪化　・意欲の低下　・認知機能の低下　・食事環境 ・味覚の異常　・口腔内の痛み　・義歯の不具合　・腹部膨満感　・悪心
	褥　　瘡	・褥瘡（部位，大きさ，感染，浸出液，肉芽の状態） ・皮下脂肪・筋肉の喪失（病的骨突出）・たんぱく質，エネルギー，低栄養 　状態，浮腫の有無・自力体位変換の可否・創部の清潔・ムレなど
	皮膚症状	・鱗屑（必須脂肪酸欠乏，脂溶性ビタミン欠乏） ・口角炎，口唇炎，口内炎（ビタミンB群欠乏） ・歯肉等の易出血・皮下出血（ビタミンC欠乏）
	低栄養・貧血	・皮下脂肪の喪失（三頭筋，胸部，こめかみ部） ・筋肉喪失（大腿，下腿，三頭筋，三角筋）・各栄養素の欠乏状態 ・ふらつき　・顔面蒼白　・匙状爪　・舌の平滑化　・易脱毛　・白髪
食事調査	食事摂取量	・24時間思い出し法　・食事記録法　・喫食率調査
	食 習 慣	・食事時間　・食事回数　・欠食　・嗜好　・味つけの濃さ ・外食頻度，種類

■ 第2章 栄養ケアの実際

（3）体脂肪量，骨格筋量

上腕周囲長（AC）は体重，上腕三頭筋皮下脂肪厚（TSF）は体脂肪，上腕筋面積（AMA）は骨格筋量を反映します。体重の増減がある場合，体脂肪と筋肉量どちらの増減であるのかを評価することができます。身体計測値の基準値には JARD2001* が用いられています。筋肉の減少には，簡便な方法として指輪っかテスト（下腿周囲長）があります（第7章 p.118）。

■ 2）食事調査

栄養摂取量の過不足や食事バランスを把握するために食事調査をします（表2-3）。

食習慣については，朝食欠食や夜遅い食事といった不規則な食事時間，早食い，外食の頻度，菓子類や嗜好飲料・アルコール飲料の摂取状況を把握します。

味つけの濃さは栄養摂取量や栄養状態に影響します。また，魚類と肉類ではどちらが多いか，牛乳・乳製品，果物・緑黄色野菜・海藻類，低脂肪乳や脂肪分の少ない肉など食品群別の摂取状況について聴き取りを行うこともあります。

経管栄養法（経鼻胃管栄養，胃瘻・腸瘻）や静脈栄養法（末梢静脈栄養，中心静脈栄養）で栄養補給している場合には，すべて合算して栄養素摂取量を算出します。

表2−3　代表的な食事調査法

調査法	方法と内容
24時間 思い出し法	・食事の内容を1日分さかのぼって聞き取り，栄養素摂取状況を把握する。 ・ふだんの食事の様子を1日分聞き取ることもある。 ・管理栄養士・栄養士が栄養指導等の場面で行う。
食事記録法	・対象者が朝食・昼食・夕食・間食に食べたものを，そのつど，用紙に記録する。 ・対象者に記録の負担がかかり，ふだんの食事を反映しないおそれがある。
喫食率調査	・入院患者や施設入所者において，給食の提供栄養量がわかっている場合に，主食と主菜あるいは主食と副食それぞれの喫食率を10割評価する方法。 ・看護師や介護職が記録することが多い。

栄養摂取量の過不足は，『日本人の食事摂取基準』と比較して静的に評価するか，他の栄養アセスメントデータと比較して動的に評価します。

■ 3）臨床診査（問診）

顔色が悪い，肌にハリがない，皮膚に湿疹がみられるなど，面接時に観察し，対象者の身体所見が栄養の欠乏症と関連する可能性を検討します。低栄養は，各種栄養素

＊日本栄養アセスメント研究会が作成した「日本人の新身体計測基準値（Japanese Anthropo-metric reference Data）2001」。

の欠乏状態が重なって生じます。該当する栄養素の摂取量が増えると症状は改善します。過剰症は通常の食事で起ることはほぼなく，サプリメントやビタミン処方薬によって生じる場合が多いとされます。

■4）臨床検査（血液性状，尿・便性状，免疫能）

血清アルブミン値は，2～3週間前のたんぱく質栄養状態を表します。より短期間の栄養状態をみるには，半減期の短いレチノール結合たんぱく（0.5日），トランスサイレチン（プレアルブミン）（1.9日），トランスフェリン（7日）が用いられます。

高血糖，脂質異常，腎不全，脱水やリフィーディングシンドローム＊のリスクがある場合には，関連する臨床検査値を確認しながら栄養補給量を調整します。栄養補給を実施した後にも，同様の指標をみて代謝異常が生じていないかを確認します。

■5）総合判断

身体計測，臨床検査，臨床診査，食事調査で把握した情報を総合して，栄養状態の問題点を整理します。整理のポイントは，①優先して解決すべき課題を抽出，②根拠となる栄養アセスメント情報（データ），③課題の要因の特定です。この3点を明らかにすることで，栄養ケア計画が作成しやすくなります。

優先して解決すべき栄養状態の問題点は，おおまかに以下の4点にまとめられます。

◆栄養療法が必要な疾患がある　　肥満，糖尿病，高血圧，動脈硬化性疾患，腎疾患など栄養療法が必要な場合には，栄養アセスメントデータで病態の程度と栄養摂取量を確認し，改善すべき食事摂取状況を管理栄養士や医師に相談します。

◆低栄養，栄養摂取不足，水分摂取不足　　栄養アセスメントデータで低栄養のリスクや低栄養の有無を確認します。食事摂取量不足により低栄養となっている場合には，水分摂取不足にもなっている可能性があり，脱水の程度と水分摂取量を確認します。なお，糖尿病，高血圧，動脈硬化性疾患，腎疾患など栄養療法が必要な疾患があっても，低栄養が認められる場合には低栄養が優先して解決すべき問題になります。

◆エネルギー代謝の亢進　　ある程度の栄養・食事が摂取されているにもかかわらず，意図しない体重減少がみられる，小児では成長不良という場合に，エネルギー代謝の亢進が考えられます。身体活動量，不随意運動，疾病，服薬の影響などの要因を考えます。

◆食べることの問題　　通常の食事の摂取が難しい場合，現状の食事摂取状況，例えば，食事介助の内容，食べ物の口へのとり込み状況，飲み込みまでにかかる時間や様

＊慢性的な栄養不良状態が続き高度の低栄養状態にある者にいきなり十分量の栄養補給を行うことで発症する一連の代謝合併症の総称。

■ 第2章　栄養ケアの実際

子，経管栄養時の様子などをアセスメントデータとします。食事要介助や経管栄養，食事に時間がかかっても必要栄養量が適正に摂取されていれば問題とはなりません。

4 多職種による栄養ケア計画

　栄養アセスメントで抽出された課題について栄養ケア計画を作成します。課題の抽出のプロセスにおいて解決すべき課題の要因が特定されていれば，その要因へのアプローチが栄養ケア計画となります。栄養ケア計画は，①栄養補給（栄養補給量，補給方法），②栄養教育，③多職種との栄養ケアの協働，という側面から考案されています。

■ 1）栄養ケア計画書の作成

　本人のニーズを把握し，家族，医師，看護師，介護支援専門員，ホームヘルパーなどからの情報やアセスメントによって課題や目標を設定し，管理栄養士が作成します。栄養補給計画として，栄養補給の量・補給法・補給内容を記します。食事であれば食種，食形態，栄養補助食品の製品名と量と摂取頻度を記します。栄養食事指導，食事をとるときの姿勢保持，食事介助，食具，摂食嚥下リハビリテーションなどについて，必要に応じて各専門職がアセスメントした内容を栄養ケア計画書にまとめます。ケア内容を誰が（専門職），いつ・どれくらい（頻度）実施するのかも記載します。栄養ケア計画書は，ケアカンファレンスなどを通じて関連職種間で合意されたものとし，対象者本人に説明し同意を得ます（図2-5）。

　栄養ケア計画書には，短期目標として，食べることの課題の解決や栄養状態の改善があげられます。目標を具体的な数値指標として目標値で表すと，あとのプロセスで達成度を評価することができます。目標は理想や期待ではなく，実現可能なものとします。栄養状態の改善よりも食べる負担の軽減や食べる楽しみを優先することもあります。

　栄養ケア実施後のモニタリングについても計画し，「栄養ケア計画書」に記載されます。食事摂取量を看護・介護者が毎食チェック，体重を介護者・管理栄養士が週1回チェック，血清アルブミン値を医師が2週後に採血指示，モニタリングで問題が生じたら随時管理栄養士に連絡する，といった内容も栄養ケア計画に含まれます。

■ 2）食事の提供と栄養補給の種類

（1）経口栄養法

　食事を口から食べて消化管から吸収するのが最も自然（生理的）な栄養補給ルートですが，傷病者では通常の経口摂取が困難になることがあります。栄養補給法は，食

■ *20*

4　多職種による栄養ケア計画 ■

栄養ケア計画書

	☑ 初回　・□ 継続

御利用者氏名：○○○○　　　　生年月日：○○年○月○日　　　　　住所：○○市○○町○丁目○番地

計画作成者氏名：□□□□，△△△△　　　　　　　　　　　　　　入所日：○○年○月○日

施設名，所在地　　　　　　　　　　　　　　　　　　　　　　　初回作成日：○○年○月○日

担当者氏名：□□□□，△△△△　　　　　　　　　　　　　　　作成（変更）日：○○年○月○日

要介護状態区分	□要介護1　☑要介護2　□要介護3　□要介護4　□要介護5（その他　　　　　　　）

医師の指示	☑なし　　□あり		指示日　　○○年○月○日
◎利用者および ○家族の意向	（入所時現在） ◎一人暮らしが継続できるようにしたい。 ○家族と交流をもってほしい。		説明と了解日 ○○年○月○日
解決すべき課題 （ニーズ）	低栄養状態のリスク（□低　☑中　□高） ・欠食による体重の減少，独居による生活意欲の低下。		サイン
長期目標（ゴール） と期間	欠食がなくなり，体重が元に戻る。		説明

短期目標と期間	栄養ケア	担当者	頻度	期間
① 欠食を防ぐ	・朝食は無洗米1合を炊く。 ・配食は，週2回を4回に増やす。	管理栄養士 プラン作成者	1回/月	3か月
② 1日の 摂取エネルギー， たんぱく質を増やす	・朝食に卵1個を食べる。 ・10時に間食を食べる。 ・通所での食事は，主食を大盛にする。	管理栄養士	毎日 毎日 利用時	3か月
③ 体重回復に役立つ 食品を選べるよう にする	・グループでのレクリエーションに「おやつ作り」を とり入れ，楽しく体重回復できる食品の知識を身に 付ける。	管理栄養士 通所職員	随時	3か月
④ 通所利用時に 栄養状態を把握する	・通所介護で，毎月定期的に体重を計る。 ・月1回，在宅での食事摂取状況を確認する。	通所職員 サービス提供 責任書	1回/月 利用時	3か月
特記事項	体重回復に役立つ食品の選び方の資料を，ホームヘルパーに渡す。			

月日	サービス提供項目
4月	グループでのおやつ作りは，ゲームのようで楽しかったとのこと。
5月	デイサービスの食事はいつも完食。皆によくしてもらっていると感謝していた。体重は4月と同じ。
6月	家での10時の間食は，ほぼ毎回とるようになった。
8月	暑い日には，エネルギーが高く，のどごしが良いアイスクリームを間食にすすめた。
10月	体重2kg増加。欠食がなくなり，便秘もしにくくなった。生活意欲・食欲ともに上昇。もう少し継続したいとの 本人の希望あり。

図2−5　栄養ケア計画書（例）

事形態の調整，栄養補助食品の利用，経鼻胃管栄養法，胃瘻・腸瘻，末梢静脈栄養法，中心静脈栄養法，これらを併用することなど多様化してきています。

◆**食事の種類**　　病院で提供される食事を治療食，介護保険施設で提供される食事を療養食といいます。「病人食」，「病院食」，「介護食」ということもあります。また，主食の軟らかさで常食，軟食，流動食に分けられます（表2-4）。

21 ■

■ 第2章　栄養ケアの実際

表2−4　常食，軟食，流動食

常　食	・特別な制限のない主食をごはんとした日常の食事。 ・体格などエネルギー必要量に応じて主食量等で調整する。
軟　食	・体調不良による食欲低下，歯・口腔・嚥下の問題，下痢，手術後など消化器の問題などがあるときに用いられる。 ・主食を粥とし，おかずも主食に準じて軟らかいものにする。 ・全粥食，七分粥食，五分粥食，三分粥食の順に水分量が多くなり，栄養量も少なくなる。
流動食	・低残さ，化学的・物理的な刺激が少ない，液体を主とした食事。 ・重湯（おもゆ），葛湯（くずゆ），野菜スープ，具なし味噌汁，牛乳，飲むヨーグルト，ジュース，ドリンクタイプの栄養補助食品などを組み合わせる。 ・アイスクリームやゼリーのような半固形食品も含める。 ・必要栄養量はほとんど期待できないため，病状の回復に応じて早めに軟食・常食に移行するようにする。

◆**食事プラン**　　摂食嚥下機能の低下がある場合，粘り気やまとまりやすさの観点から食形態を考慮した嚥下調整食を提供します。

　通常，食事は1日3回で計画しますが，1回の食事量を少なくしたい場合には，食事回数を1日5〜6回に増やすことがあります（少量頻回食）。

　通常の食事のみでは必要栄養量に足りない場合には，栄養補助食品を食事や間食に用いることがあります。少量で高エネルギー・高たんぱく質のもの，ビタミンやミネラルが添加されたもの，ブリック（飲む）タイプ・ゼリータイプのもの，味・フレーバーも多種多様にあります。半消化態栄養食品であるため吸収しやすいのが特徴です。

（2）経腸栄養法

　腸が機能している場合は，できるだけ腸を使用して栄養補給を行います。経腸栄養法では，短期間であれば，鼻から管を入れて胃に半消化態栄養物を入れる鼻腔栄養法と，長期であれば，腹に入口を作って，胃や腸に直接，消化態栄養物や成分栄養剤を入れる胃瘻（PEG；ペグ），空腸瘻を設置する方法があります。経腸栄養剤は，栄養価が高く消化吸収に優れ，腸管への刺激が少ないという特徴があります。缶詰，パック，アルミパウチなどの形態があり，医薬品扱いと濃厚流動食のような食品扱いがあります。

　家庭や施設での介護・看護に，在宅経腸栄養（Home Enteral Nutrition）が用いられることがあります。介護者は，医師の指示を守り，衛生的な手技で行うようにします。

（3）静脈栄養法

　一般的に点滴と呼ばれるものの一部で，中心静脈栄養法（TPN）と末梢静脈栄養法（PPN）に区別されます（図2-6）。口からの食事を含め，栄養療法を選択する場合の基本的な考え方として「腸が使える場合は腸を使う」があります。静脈栄養法は感染

■ *22*

のリスクがあり，腸粘膜の萎縮などの問題があるというのが理由です。そのため，一般的に静脈栄養法は経腸栄養法が難しい場合に選択されます。その一方で，腸管のはたらき（消化吸収機能）が十分でない場合も経腸栄養法が選択される傾向が強くなってきており，静脈栄養法による早期回復という利点を見直す必要も出てきています。

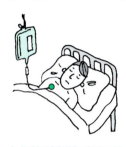 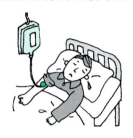

中心静脈栄養（TPN）
食べられない期間が
1週間以上

末梢静脈栄養（PPN）
食べられない期間が
1週間～10日まで

図2-6　静脈栄養法

◆**中心静脈栄養法（TPN）**　非常に有用で効果的かつ完全な栄養法です。鎖骨下静脈や内頸静脈などの太い血管からカテーテル挿入しますので高エネルギー輸液を投与することができ，2,000 kcal/日以上の投与が可能となります。その反面，カテーテルが血管内にあるため，二次的な事故（感染症や代謝異常など）のリスクはPPNよりも高くなります。そのため，適切かつ安全に行うことができるケースで，本人・家族の同意が得られた場合に選択されます。

◆**末梢静脈栄養法（PPN）**　上肢の静脈に細いカテーテルを使用するため，TPNに比べて簡便な手技や管理で栄養の投与が行えます。一方，末梢静脈から高カロリーの輸液を投与すると血管の痛みや炎症を起こしやすく，血管が詰まるリスクも高くなります。そのため，輸液のカロリー量は低くなり約1,300 kcal/日程度です。低投与エネルギーのため，行うことが可能な期間が短くなってしまい，2週間を超える静脈栄養法が実施される場合にはTPNが選択されます。

◆**輸液製剤**　輸液製剤とは，水分や電解質などを静脈に点滴で投与する方法です。脱水状態や急激な出血などで循環血液量が不十分になっている場合や経口摂取や経鼻胃管，胃瘻，腸瘻から食事の投与ができない場合に用いられます。輸液製剤は大きく1～4号液と細胞外液類似液の5つに分類されます。Na濃度の異なる1～4号液は，生理食塩水[*]1に対してどのくらいの5％ブドウ糖液を混ぜたかで分類されます。細胞外液類似液は生理食塩水にCa・Kを添加したリンゲル液に酢酸や乳酸などを加えたもので，0号液ともいわれます。

＊塩化ナトリウムを0.9 w/v％含有する食塩水のこと。細胞外液と浸透圧が等しい。

■ 第2章　栄養ケアの実際

■3）栄養食事指導

（1）栄養食事指導（教育）の目的

　入院患者や施設入所者には栄養ケア計画に基づいて給食が提供されますが，在宅療養する人については，個別の日常生活の中で食事を調整する必要があります。その場合，管理栄養士が栄養食事指導（教育）を行います。栄養食事指導には対象者や目的に応じてさまざまな形態があります。疾患のある対象者には，疾病治療，重症化予防，再発予防を目的とした栄養食事指導が入・退院時や外来で実施されます。

（2）栄養食事指導の形態

　栄養指導は，主に①個別指導，②グループ・集団指導（教室）の2つの態様で行われます。集団指導では，患者会，宿泊型，ICT 活用などさまざまな形態が増えています。ポスター，パンフレット，メディアを用いた不特定多数向けの情報発信も広義には健康教育（栄養教育）に含まれます。

（3）栄養食事指導（個別）

　患者に栄養食事指導を行うには，医師の発行した栄養指導指示箋が必要です。特別食が必要な人，摂食嚥下機能が低下した人，低栄養の人に対して行われます。

　初回面接の栄養アセスメントでは特に，どのような食生活をしているのか注意深く聴き取ります。対象者には，まず食事療法の必要性を理解してもらう必要があります。次いで食事療法を実践するための方法をガイダンスします。対象者の QOL を尊重し，栄養療法を継続して実践できるようにするために，行動科学的な支援は不可欠です。対象者の家族やケア担当者が同席することもあります。

■4）多職種との協働

　低栄養や病気が重症化しないようにするには多職種連携が必要不可欠です。特に認知症では精神面などでの対応があげられ，また終末期ではさまざまな問題に直面し，食事面からどのように支援していくか，多職種が連携し，さまざまな角度から意見を出し合い，よりよいアプローチを行うことが必要とされています。栄養ケア計画の作成には，多職種からの情報も含めて課題を抽出し，到達目標を設定します。

◆栄養情報提供書　　　入院中の経過や栄養管理，残された栄養問題などを整理し，適正栄養量や給与食事内容（食形態）などの栄養情報を記入した書類です。入院患者が福祉施設や在宅へと移行する退院時に作成され，診療情報提供書や看護サマリーと同封されます。特に，経腸栄養剤の種類や量，投与速度や嚥下評価の結果，食事形態（刻み食や軟食，嚥下調整食など）の情報は，退院後も適切な栄養ケアを継続して行うために大切な情報です。また，臨床検査データは，福祉施設や在宅では頻繁に検査しないため参考になります。

■ 24

5 栄養ケアの実施とモニタリング

■1）モニタリング

　栄養ケア計画書に沿って実施されたことをモニタリング（検証）し評価します。その結果，今後，計画書どおりに継続するのが困難な場合には，速やかにその原因と状況を確認します。アセスメントを再度行い，栄養ケア計画の内容を修正します。このようにフィードバックして栄養ケア・マネジメントが行われます。

（1）代謝変動のモニタリングと対応

　栄養ケアは"on going"すなわち"現在進行形"です。特に栄養補給は原則的に1日3回実施され，そのたびに栄養状態は変動します。栄養状態の変動が著しい急性期では頻繁にモニタリングを行い変動に対応します。代謝変動（高血糖・低血糖，電解質異常，酸・塩基平衡の異常〔アシドーシス，アルカローシス*〕）には早急に対応する必要があります。

（2）栄養摂取量のモニタリングと対応

　栄養摂取量の不足には早めに対応を検討します。健康なときでも1日1日の栄養摂取量は一定ではありません。健康でない人では摂取量の不足が続くと低栄養におちいり，進行します。

　計算された必要量は推算値であり目安です。また，計算どおりの栄養量で食事を提供しても対象者が全量食べるとは限りません。体調や食欲によって食事量が減ったときには，食べやすい食形態の調整，栄養密度の高い栄養補助食品の利用，経管栄養法の検討，食べることができない理由の再アセスメントなど，多方面から検討します。

■2）クリニカルパス

　入院から退院，退院後外来患者になるまでの間に行われる処置・治療や検査などのスケジュールをまとめたものをクリニカルパスといいます。さまざまな入院（手術・検査・糖尿病教育）について病院ごとに作成されます。食事（食止め，食上げ**）や栄養食事指導の予定も記載されます。

　クリニカルパスに示される検査は，治療経過のモニタリングに相当します。低栄養による栄養ケアの対象者は，感染症などの合併症や術後予後が不良であることが知られており，クリニカルパスを逸脱する場合が多くあります。急性期病院から回復期病院を経て在宅復帰を図れるように計画された地域連携クリニカルパスをもつ地域もあります。これには栄養ケアも組み込まれる必要があります。

＊アシドーシス：平衡が酸性側になった状態，アルカローシス：塩基性側になった状態。
＊＊食事形態が，流動食や分粥食から全粥食や常食にアップすること。

■ 第2章　栄養ケアの実際

■3）ミールラウンド

　文字どおり"meal（食事）"を"round（回診）"することです。実際の食事の様子を観察して問題点を把握します。多職種が参加して各専門職の視点で観察し，その場で情報を共有することで栄養ケアを充実させる取り組みが増えています。

■4）カンファレンス

　対象者の治療や栄養ケアの方向性について，チームのメンバーが会議・協議をすることです。各スタッフがそれぞれの立場で得た対象者の情報を提供して話し合い共有し，最終的に医師が治療および栄養ケアの方針を決定します。

6　在宅療養

　病院や施設の中では管理した食事が提供され，栄養状態や病態に変化があれば専門職がすぐに対応しますが，在宅では対象者と家族との関係などによって同様には行えません。本人も，住み慣れた自宅に帰りたいと願う一方で，食事の不安は小さくありません。対象者の生活を含めてアセスメントし，実践可能な栄養ケアが必要です。

　栄養ケアの目的・目標は，入院中は"治療"や"退院"ですが，在宅では対象者の思いを尊重し，"その人らしく暮らす"ことであって，それを実現するために栄養状態や食事をどう改善するかを検討します。

■1）栄養アセスメント

　医療や介護の支援記録に記されている情報はあらかじめ確認しておきます。体重変化，上腕・下腿の計測値，臨床診査（栄養状態や食事摂取に関する症状），食事摂取量（特にエネルギー・たんぱく質・水分の摂取不足がないか）を主にチェックします。

　食事内容を聴き取り，台所・冷蔵庫の様子をみます。また，調理や買物の担当者，その担当者の食事の知識や調理のスキル，本人や家族の思いなども把握し，食べる楽しみを支援するきっかけを探ります。

■2）栄養補給

　エネルギー・たんぱく質・水分の摂取不足がある場合には，不足分の補給方法を検討します。本人・家族に手間や負担がないように配慮し，ふだんの食事に加え，卵，豆腐，まぐろ油漬け缶詰，鮭フレークなどをとり入れることでエネルギー・たんぱく質摂取量のアップを図れるか検討します。少量でエネルギー・たんぱく質を補給できる栄養補助食品を1日1～2パックとり入れるという選択肢もあります。冷凍食品や

26

レトルト食品，市販の惣菜などの利用も含めて食事計画を具体的に提案します。

嚥下機能の低下などで食事形態の調整が必要な場合は，対象者に適切な軟らかさやとろみ（粘度）を家族と確認します。増粘剤は，慣れれば簡単に扱えて便利です。

■3）多職種によるケアと地域資源の活用

（1）在宅への移行と多職種によるケア

病院・施設から在宅への移行に際して患者がシームレスなケアを受けられるよう，訪問看護・介護，ホームヘルパー，送迎サービス，配食サービスなどの利用を介護支援専門員が調整します。公的サービスや民間サービスのほか，ボランティアや民生委員，近所とのかかわり，サークル活動（文化活動）への参加も視野に入れます。

（2）食品へのアクセス

配食サービスでは，食事療法に対応した食事，摂食嚥下機能の低下に対応した食事の提供も増えています。調理が得意でない人には，料理教室や食事つきのサロンへの参加を勧めることもあります。スーパーマーケットの送迎バスや宅配サービス，買物代行サービス，ネットスーパーは在宅療養者の食品アクセス問題の対応策のひとつです。薬局やドラッグストアでは，介護食や栄養補助食品を購入することができますし，管理栄養士が在籍する店舗も増えています。

第3章 からだのしくみとはたらき

　ここでは，食べ物をとり込み，消化し，排せつするまでのからだのしくみについて記します。これらの知識は高齢者・障害のある人たちの生活全般の支援にも役立ちます。また，食べる目的は生命・恒常性（ホメオスタシス）の維持です。ホメオスタシスやバイタルサイン，緊急時の対応についても確認しておきます。

1 摂食と消化・代謝

1）摂食のしくみ

　私たちが食べ物をとり込むことを摂食といい，食べることを意味します。摂食は単純に栄養を摂取するためだけのものではありません。味や香り，彩りを楽しみ，家族や仲間と一緒の時間を過ごすなど，人生にさまざまな目的や意味を与えてくれるものです（図3-1，表3-1）。

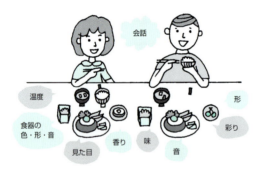

・食べ物の味・香り
・食べ物の温度
・食べ物を食べるときの音
・食器の色・形
・食器の触れ合う音
・食卓の見た目
・一緒に食事をとる人びととの会話

図3－1　食事と環境からの刺激

表3－1　高齢者施設入居者と食事（何が楽しみですか？）

施設種別	第　1　位	第　2　位	第　3　位
特別養護老人ホーム （9施設　n＝773）	食　事 (44.8％)	行事参加 (28.0％)	家族訪問 (25.3％)
老人保健施設 （13施設　n＝1,324）	食　事 (48.4％)	家族訪問 (40.0％)	行事参加 (35.2％)
老人病院 （9施設　n＝362）	食　事 (40.0％)	家族訪問 (39.4％)	テレビ (28.3％)
療養型病院 （1施設　n＝50）	食　事 (55.1％)	家族訪問 (55.1％)	テレビ (30.0％)

出典）厚生労働省：口腔機能の向上マニュアル～高齢者が一生おいしく，楽しく，安全な食生活を営むために～（改訂版），2009。

1 摂食と消化・代謝 ■

　肥満や高血圧といった生活習慣病が社会的に大きな健康問題となっていますが，その原因のひとつは食生活です。ただ，食べる量や速さはその人のからだの大きさや年齢，食欲，活動量などで大きく異なります。痩せている女性の多さも問題となっており，ただ食べる量を減らせばよいというわけではありません。健康のためには，個人に合わせたバランスのとれた栄養を規則正しい食習慣でとることが重要です。

　子どもたちをとり巻く食生活の問題も深刻化しています。栄養の偏りや不規則な食習慣，孤食などによる食生活の劣化が目につきます。子どもたちが食生活を通して健やかな心とからだを育むことができる社会づくりが求められます。

■2）消化のしくみ

　食べ物そのままでは，からだの中にとり込めませんし，血管の中を移動させることもできません。消化とは摂取した食事を"小さな"栄養成分にまで分解・処理し，からだで利用可能な状態にすることです。食物中の栄養素（たんぱく質，炭水化物，脂質など）は吸収可能な大きさの分子（アミノ酸，ブドウ糖，脂肪酸など）にまで分解され，腸管から吸収されます。

（1）消化作用

　物理的に細かく砕く機械的消化と，酵素などによって小さく分解する化学的消化に区別されます。それらに加えて，腸内細菌叢＊による生物学的消化もエネルギー産生に貢献します。

◆**機械的消化**　　咀しゃくや胃腸の運動（腸管運動）によって食べ物を細かく砕き，消化液とよくかき混ぜられます。

◆**化学的消化**　　唾液や胃液，膵液に含まれる消化酵素や酸により分解されます。

◆**生物学的消化**　　大腸の腸内細菌叢による未消化物（食物繊維など）の発酵を伴う消化です。草食動物の大事なエネルギー源となります。

（2）消化器官ごとの消化過程

　主に消化管と消化腺の２つに区別されます。消化管は口にはじまり，胃腸を通って肛門までつながる１本のトンネルです。消化腺（唾液腺や肝臓，膵臓など）は消化管に消化液を分泌します。

◆**口　腔**　　食べ物はまず口腔内で咀しゃくされ，唾液とよく混ぜ合わされます。ごはんをかみ続けると甘く感じますが，唾液がでんぷんを麦芽糖に分解するためです。よくかむことは胃腸の負担を軽減します。

◆**胃**　　食べ物は胃の中に一時的にとどめられ（平均で２～３時間），分泌される胃

＊腸内フローラともいわれ，３つのグループ（有用菌，有害菌，日和見菌）に分かれている。

■ 第３章　からだのしくみとはたらき

液と腸管運動によって粥状にされ，少しずつ腸へ送られます。不十分な消化では腸に詰まるおそれがあります。胃液はたんぱく質を分解し，胃液中の胃酸は強い殺菌作用により，細菌などの侵入を防ぎます。

◆**十二指腸**　胆汁（肝臓で産生）と膵液（膵臓で産生）による本格的な消化が行われます。胆汁には消化酵素は含まれませんが，脂質を乳化（水と混ざりやすくする）します。膵液は最も強力な消化液で，三大栄養素すべての消化にかかわります。

◆**小　腸**　腸管運動が活発に行われ，より均一化した消化が進みます。炭水化物は，最終的に腸上皮のはたらきによってブドウ糖まで分解され，そこではじめて腸管からの吸収が可能となります。ここで吸収された栄養成分は主に肝臓に送られ，利用される，もしくは貯蔵に回されます。

◆**大　腸**　主な機能は，食物繊維の発酵（生物学的消化）と水分および塩分の吸収です。加えて，ある種のビタミンは腸内細菌叢で生成されます。食物繊維の分解の過程でメタンなどのガスが生じ，これらが排せつ物やおならの臭いの一因となります。

■ 3）ホルモンによる血糖値の調節

　摂食は自律神経系やホルモンによる調節を受けます。特に，糖（主にブドウ糖）は脳や筋肉のエネルギー源であり，血糖値はさまざまなホルモン（内分泌される化学物質）によりコントロールされています（表3-2）。血糖値を下げるホルモンはインスリンのみで，そのはたらきは非常に大きなものです。血糖値を調節する（表3-2）うえで，インスリンの機能に問題（分泌や反応性の低下）があると糖尿病を発症します。

表３－２　ホルモンによる血糖値の調節

	ホルモン	分　泌	備　考
上　昇	グルカゴン	膵臓（膵島 α 細胞）	機能低下は低血糖症につながる。
	アドレナリン	副腎髄質	心拍数や血圧を上げる。
	コルチゾール	副腎皮質	ストレス反応に関与。免疫を抑制。
	成長ホルモン	下垂体前葉	骨格・筋の成長を促進する。
	甲状腺ホルモン	甲状腺	全身の代謝を活性化する。
低　下	インスリン	膵臓（膵島 β 細胞）	肝臓や筋，脂質に糖をとり込ませる。

　糖尿病患者では，食習慣に問題があったり，血糖コントロールが不十分であったりすると，食後の高血糖や低血糖発作を生じやすくなります。摂取エネルギー量を抑えるだけでなく，適切な食習慣を身につけ継続することが重要です。

　高血糖状態が長く続くと血管や神経にダメージを与え，腎臓や目，脳などの病気が

起こりやすくなり，認知症の進行も早まります。低血糖は血糖値が下がり過ぎること
ですが，血糖値が 50 mg/dL を下回ると脳のエネルギー代謝を維持できず，精神的に
も不安定になり，意識の消失や最悪の場合，死に至る可能性もあります。

2 口腔のはたらき

■ 1）口腔のしくみ

　口は歯や骨（顎など）といった硬い部分と，それに支えられた舌や口唇，頬といっ
た軟らかい部分で構成されています。口には，食べる，話す，息をする，表情をつく
る（コミュニケーション）などの機能があります。

（1）歯とその周囲組織

　子どもで 20 本，大人では 28 本（親知らずを入れると 32 本）が馬の蹄の形に並ん
でいます。歯は非常に硬いのですが，細菌や食べ物由来の酸に溶かされることで虫歯
になります。歯ぐき（歯肉）の中には骨があって歯を支えています。歯周病はその骨
が減り，歯が揺れ，抜けやすくなる病気です。

（2）舌

　ほぼ筋肉の塊で，自由に動き変形することができます。その特性を活かし，咀しゃ
く（かむ），嚥下（飲み込む），発声（話す）のときの運動機能は非常に巧みです。加
えて，味覚だけでなく温度や舌触りを感じる部位でもあり，食べ物のおいしさや食感
を認知する部分でもあります。麻痺や口内炎などの問題は QOL を低下させます。

（3）唾　液

　消化のはたらき以外にも舌や頬の動きを滑らかにし，味覚を含めて口の機能を助け
ます。また，口の中を洗い流すだけでなく，リゾチームやラクトフェリンといった抗
菌物質が含まれており，清潔を保ち，感染などから生体を守る機能があります。唾液
の減少は舌の機能を低下させ，味覚障害（味がわかりにくくなる）の原因となります。
加えて，食べ物が口中に残りやすくなり，虫歯や歯周病になる危険が増え，口臭や汚
れも目立つようになります。

■ 2）咀しゃく・嚥下のしくみ

　食べ物を認識し，口にとり込み，咀しゃくして飲み込むまでの一連の過程を摂食嚥
下といいます（図 3-2）。この一連の動作に問題がある場合を摂食嚥下障害といいます。
その場合，咀しゃく力の低下を補うためのきざみ食や，嚥下力の低下を補うためのと
ろみ食などの食形態が選択されます。

■ 第３章　からだのしくみとはたらき

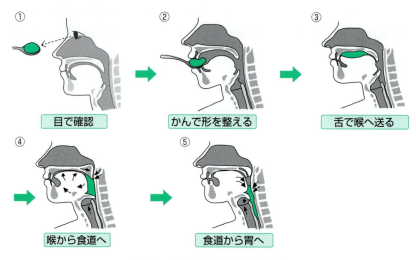

図３－２　摂食嚥下のしくみ

（１）先行期（認知期）
　見た目や香り，触感などから食べ物の性状を認知し，食べ方や唾液分泌といった食べるための準備を整えます。

（２）準 備 期
　食べ物を口にとり込み，咀しゃくして飲み込みやすい食塊を形成する時期です。歯の上に運んでタイミングよく砕いたりすり潰したりします（図3-3）。さらに，唾液と混ぜ合わせることにより，嚥下しやすい"濡れ"のある食塊を作り上げます。この過程では舌や頬が共同してはたらく必要があります。麻痺や運動機能の低下がある場合にはうまくいかず，食べ物が口の中に残りやすく，続く嚥下も難しくなります。

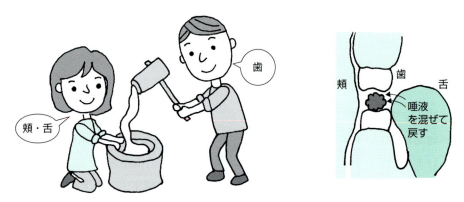

図３－３　咀しゃくは餅つき

（3）口 腔 期

舌を使って食塊を咽頭へ送り込みます。

（4）咽 頭 期

鼻と口が奥でつながる部分を咽頭と呼びます。呼吸と食事の両方が通過する交差点です。食塊が咽頭に達すると，短時間（約1秒）で嚥下の動き（嚥下反射）が行われます。まず舌がもち上がり鼻のほうが塞がれます。その後，喉が挙上し気道を塞ぐことで，誤嚥を防止します。このとき，一時的に呼吸が停止し，食道の入口が開くことで，食塊が胃のほうへ流れます。加齢や病気などでこの部分の感覚や動きの衰えが起こると正常な動作を実行できず，誤嚥に直結します。

（5）食 道 期

食道に運動が誘発され，食塊が食道入口部から胃へと送り込まれます。通過後は胃へ送られた食塊が逆流しないよう食道は閉鎖されます。その後，呼吸が再開され，安静時の状態に戻ります。

■3）誤　　嚥

食べ物や唾液は，口から咽頭と食道を経て胃へ送り込まれます。誤嚥は，それらが間違って気道（喉や気管，肺）に入ってしまう状態です。通常は，飲み込んだ食べ物などが気道に入っても咳やむせることで排出され，肺は守られます。ところが高齢で飲み込みの力や呼吸が衰えたり，脳梗塞などで舌や喉に障害が起きたりすると，誤嚥を起こしやすくなります。

誤嚥によって起こる危険としては，まず窒息があります。正月にはお餅による窒息事故のニュースがよくみられますが，窒息はそのまま命を失う危険があり，死因統計（厚生労働省）の「不慮の事故死」の原因の多くを占めます。

死因統計による死因の第3位は「肺炎」ですが，誤嚥を原因とした場合には誤嚥性肺炎（図3-4）と呼ばれます。栄養不良や免疫機能の低下などで起こりやすくなり，高齢者では多くの人にみられます。肺炎自体は治っても，原因が摂食嚥下障害の場合，再発の危険性が高くなります。

持続した発熱や咳，痰，食後に喉がゴロゴロ鳴るなどが典型的な症状です。これらの症状がなくても，なんとなく元気がない，体重の減少，食欲がない，などの症状も多くみられますので，そのような場合には注意が必要です。

誤嚥性肺炎は，寝ている間に胃液が逆流することで発症する場合もあります。食後すぐに横になることは避け，30分程度は上体を起こした状態を維持することが勧められます。

■第3章　からだのしくみとはたらき

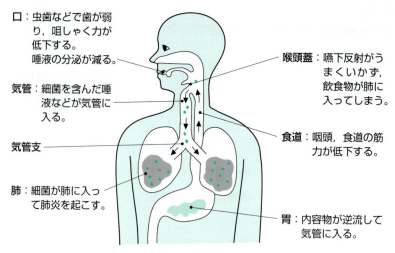

図3-4　誤嚥性肺炎の発症メカニズム

■4）口腔ケア

　歯や口の掃除と，機能回復を目的としたリハビリテーションのことです。虫歯や歯周病の予防のためだけでなく，全身の健康を守るためにとても大切です。有名な研究として，介護を必要とする人たちに徹底的な口腔ケアを毎日行うことで，肺炎や発熱のリスクが半分になったことが報告されています（図3-5）。

　口腔ケアを必要としている人の多くには，身体機能の低下に加え，口腔機能の低下もみられます。そのため，口の清掃だけでなく，口の機能（咀しゃくや嚥下）に対するリハビリテーションやケアが必要となります。

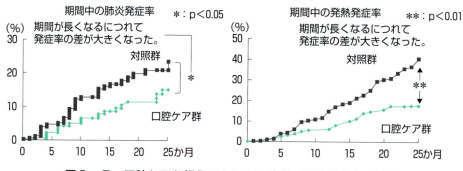

図3-5　口腔ケアを行うことによる肺炎・発熱発症率の低下

出典）米山武義・吉田光由ほか：専門的口腔ケアと肺炎・発熱の予防，日歯医学会誌，2001。

3 吸収と排せつ

消化後の栄養を体液（血液・リンパ液）中にとり込むことを吸収といい，残った不要なものを尿や便として体外に出すことを排せつといいます。

1）吸収のしくみ

食べ物を口に入れただけでは「からだの栄養になった」とはいえません。腸で吸収してはじめて，栄養としてからだにとり込んだことになります。

消化器官のうち，口から肛門までの一連したトンネルを消化管と呼びますが，その長さは9m近くにもなります。この構造を「ちくわ」でイメージしてください。「ちくわの穴」が消化管，「ちくわの身」が私たちのからだになります（図3-6）。穴の部分を通過する間に，食べ物は徐々に小さい分子に消化され，「ちくわの身」（≒からだ）に吸収され，最終的には下の穴から排せつされます。つまり，消化管は体内にありますが，体外とも接する不思議な部分になります。そのため，口だけでなく腸内には多くの細菌が存在し，発酵などさまざまなはたらきをしています。

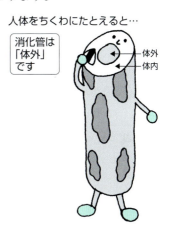

図3-6 消化管のイメージ

栄養素だけでなく水分の大部分は小腸で吸収されます。残りの水分や塩分，食物繊維の消化（発酵）などを行うのが大腸です。小腸の内壁には，吸収のかぎとなる構造があります。大きいものから，輪状ひだ，腸絨毛，微絨毛です（図3-7）。これらによって，小腸内面の表面積は全体でテニスコート1面の広さ（約200㎡）にもなります。この構造が栄養素や水分をむだなく吸収するのに役立ちます。絶食や点滴などで腸が使われなくなると，これらの構造は急速に萎縮し，使えない状態に陥ってしまうことが知られています。

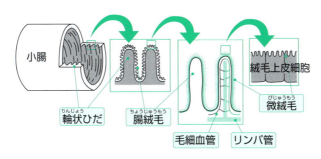

図3-7 小腸内部の構造

■ 第3章　からだのしくみとはたらき

　腸絨毛の内部には血管やリンパ管が通っています。消化され小さくなった栄養素は水に溶けるものは血液に入り肝臓に送られます。一方，脂肪酸などの脂質はリンパ管から入りますが，最終的には血液に入り肝臓に運ばれます。肝臓は腸から吸収したものすべてが集まり，からだの中の化学工場や貯蔵庫にたとえられます。栄養素を代謝・貯蔵のほか，腸から吸収されたアルコールや薬，毒物などを分解して無毒化し，排せつすることにも貢献しています。

■ 2）排せつのしくみ

　体内で産生された老廃物などを体外に排出する現象のことで，一般的に排尿と排便のことをさします。

(1) 排　尿

　1日の平均的な尿量は1～1.5L程度です。1日あたりの尿量が400mL以下の場合を乏尿，3,000mL以上になることを多尿といいます（図3-8）。このような場合，病気が隠れているおそれがありますので注意が必要です。

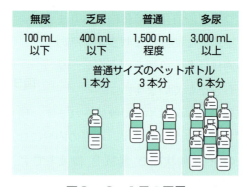

図3-8　1日の尿量

　尿が膀胱にたまると，その情報が脳に伝わり尿意を感じます（図3-9）。交感神経が膀胱を緩ませ，内尿道括約筋によって尿道を閉めることで，尿漏れ（失禁）を防ぎます。尿がさらにたまると副交感神経がはたらき，膀胱は縮み，内尿道括約筋も緩みます。排尿の準備が整いましたが，意識的に外尿道括約筋をはたらかせることでトイレを我慢することができます。トイレに行き，排尿可能と判断したときにはじめて外尿道括約筋も（自分の意思で）緩ませ，排尿します。

3　吸収と排せつ

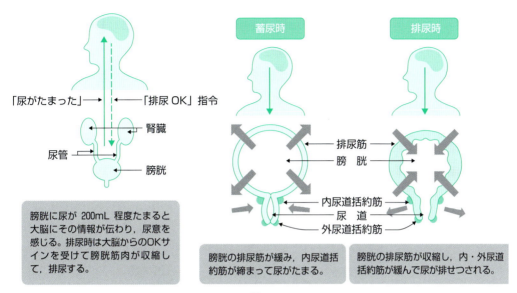

図3-9　排尿のしくみ

(2) 排　便

便が大腸を刺激すると脳からの命令によって排便反射が起こり，便意をもよおします（図3-10）。便意は肛門にある内肛門括約筋を緩ませますが，その外側の外肛門括約筋は力の強い筋なので収縮を維持することで便の漏れ（失禁）を防ぎます。排便時には直腸が膨張することに加え，息むことで排便がうながされます。最終的には，外肛門括約筋が緩み，直腸下部に滞留していた便が肛門を経て体外に押し出されます。

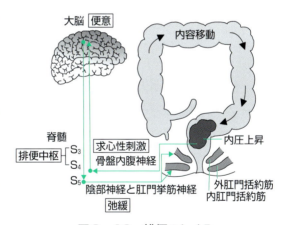

図3-10　排便のしくみ

3) 排尿障害や排便障害への対応

(1) 排尿障害

◆頻　尿　　尿の出る回数が多い状態で，過剰な水分摂取，腎機能の低下，膀胱の過活動，緊張といったストレスなどが原因で起こります。夜間頻尿は転倒・骨折のリスクを約2倍に増加させますので対応が必要です。

■第3章　からだのしくみとはたらき

◆尿失禁　　自分の意思とは関係なく尿が出る状態で，膀胱機能や筋力の低下，認知機能障害などによって起こります。排尿や移動関連のリハビリテーションや，トイレ介助や紙パンツの使用といった環境整備などによって対応します。

◆排尿困難　　一般的に尿が出にくい状態をさします。前立腺肥大や尿結石，腫瘍や薬の副作用などで起こり，医療による対応が主となります。

（2）排便障害

　薬の投与が一般的に行われますが，悪循環（図3-11）を回避するためにも，生活習慣の改善などを並行して行い，薬に頼りきらない排せつ管理が望まれます。

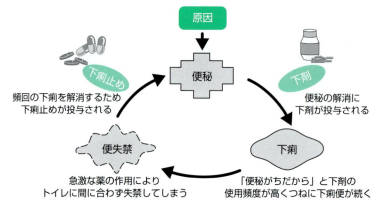

図3-11　排便にかかわる悪循環

◆便　　秘　　個人差が大きいですが，一般的に3日以上便が出ない状態をいいます。ポリープや腸閉塞といった器質的な原因と，腸の活動低下といった機能的な原因に分けられます。食事量の不足やストレス，妊娠などでも起こります。薬の服用以外には，食物繊維や水分の摂取，運動習慣などにより改善が見込まれます。

◆下　　痢　　食中毒などの感染症や腸の病気（過敏性腸症候群や潰瘍性大腸炎など），ストレスなどにより便が液状になることをいいます。薬の服用以外には，冷たい食べ物や飲み物でからだを冷やさないようにすること，刺激が少なく消化のよいものを摂取するよう心がけることが重要です。

◆便失禁　　無意識もしくは自分の意思に反して排便する状態で，認知機能や肛門括約筋の機能低下などにより起こります。薬の服用や排便関連のトレーニング，リハビリテーションなどで対処します。上記に加え，痔なども排便時の障害になります。

4 ホメオスタシス（恒常性）

1）ホメオスタシス

からだの状態を一定に保とうとする生体のはたらきのことをさします（図3-12）。例えば、"暑いと汗が出て、体温が下がる"、"運動すると心拍数が上がる"などがあてはまります。これらの作用は主に視床下部によって指揮され、その直属である自律神経系や内分泌系による調節が行われています。

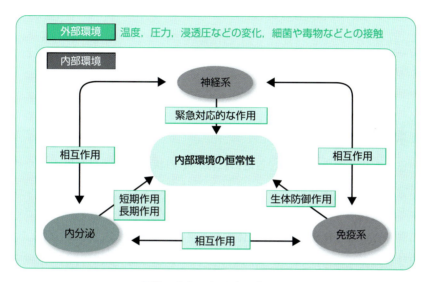

図3-12 ホメオスタシス

ホメオスタシスは生物にとって重要な機能のひとつで、からだの内外の環境変化に巻き込まれず、生命活動を維持することが可能になります。ホメオスタシスが発揮される範囲は、体温や血圧、血糖値、浸透圧、体液のpHなど、非常に広いものです。加えて、感染症（免疫機能）や新陳代謝、組織修復など、生体機能全般に及んでいます（図3-12）。

2）バイタルサイン

ヒトが生きている所見（生命徴候）という意味で使われています。心拍数（脈拍）、血圧、呼吸、体温、排尿・排便や意識状態（反応）の6つがよく用いられます（表3-3）。通常、バイタルサインの測定という場合は、血圧・脈拍数・呼吸速度・体温の4つがメインとなり、体温計・血圧計・腕時計の3つがあれば測定が可能です。

■ 第3章　からだのしくみとはたらき

表3-3　バイタルサインの適正値

	適正値	備考
体温（BT）	36.5℃±0.5℃	低体温：＜35℃　　微　熱：37〜38℃ 高　熱：38.5℃以上　超高熱：41.5℃以上
血圧（BP）	120〜129/80〜84mmHg	適正：120/80mmHg以下
心拍数（HR）	60〜90回/分	徐脈：59回/分以下　頻脈：100回/分以上
呼吸数（RR）	12〜15回/分	SpO_2* ≧92%（room air）
意識（Cons）	清明	（JCS**＝0，GCS***＝15かつ見当識障害なし）
尿量（U/C）	0.5〜1.0mL/kg/時 以上	

* SpO_2：動脈赤血球中のヘモグロビンが酸素と結合している割合を示す。正常であれば結合割合は96〜99%。
** JCS：日本で使われている，覚醒の程度による分類スケール。数値が大きくなるほど意識障害が重い。
*** GCS：米国で一般に使用されるスケール。点数が低いほど意識障害が重い。15点満点（正常）。

5　救急時の対応

　容態が急に悪化した人の命を守るためには，その状況を判断し対処するための知識と手技について学ぶ必要があります。しかし，実際にそれらを何度も経験したことのある人などほぼいません。救急時の対応を学習するためのよい方法は，救急の講習を定期的に受けることと，日ごろから具体的なイメージを描くことです。例をあげると，夕食後のリビングルームで祖父が突然痙攣し，みるみる血の気が引き，意識を失ったとします。さて，あなたはどうしたらよいでしょうか？

　まずは声掛けして祖父の意識を確かめるでしょうし，脈をとってみることも必要です。大きな声で異変を周りに知らせることも有効です。早く119番通報することも重要です。このように，実際の状況を思い浮かべることで，自分が"できること"，"できないこと"を知ることができます。特に実際の現場では手順や手技の正確さよりも，命を守るために"何か役立つこと"をひとつでも迅速に始めることが大切です。以下に，主として食事に関する不測の事態をあげ，それらの対処法について記します。

（1）窒息（むせる，つまるなど）

　気道の異物を除去する必要があります。成人の場合，咳が可能な段階では窒息には至っていないので，強い咳をうながすようにサポートします。反対に窒息の危険性が高い場合には直ちに119番通報します。その後は，状況に応じて腹部突き上げ法（ハイムリック法）や背部叩打法を試みます（図3-13）。

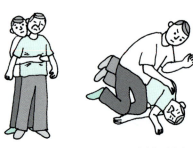

図3-13　ハイムリック法（左）と背部叩打法（右）

40

妊娠している女性や1歳未満の乳児にはハイムリック法は行わず，背部叩打法のみを行います。

（2）悪心・おう吐（吐き気・吐くこと）

急に吐き気やおう吐の症状が出る場合，何らかの病気のサインかもしれません。原因はさまざまですが，典型的な原因としては胃腸炎（消化管の感染症），脳の疾患（めまいや外傷など），薬（アルコールや抗がん剤など），中毒（植物性・動物性の毒性物質など），妊娠などがあります。心理的な問題（過食症やストレスなど）によって吐き気やおう吐が起こる場合は，心因性おう吐と呼ばれます。注意が必要なものとして腸閉塞があげられ，激しい腹痛を伴います。そのような症状やおう吐が持続する場合には医療機関を受診します。

おう吐物の処理には感染症などを考慮し，次亜塩素酸ナトリウム（塩素系除菌漂白剤）による消毒が最適です。インフルエンザウイルスやノロウイルスにも有効とされ，おう吐物の処理には有効塩素濃度（0.1％）以上の希釈液が推奨されています。

（3）発　　熱

一般的に体温37.5℃以上を発熱といいます。感染症によるものが最も多く，自己免疫疾患やアレルギーなどによるものもあります。基本的には発熱が継続（3日程度）した場合には医療機関を受診し，解熱鎮痛剤や抗生物質などを処方してもらいます。脱水や意識喪失，血圧低下などが起きた場合には早期の受診が勧められます。

休養と水分摂取は受診の有無にかかわらず基本的な対処法です。水分摂取は高齢者や小児といった体力のない人では特に重要です。発熱・おう吐・下痢がある場合は，1～2日で脱水症を起こします。経口補水液やスポーツドリンクなどの電解質（ナトリウム，カリウム）や糖質の含まれた水分を少量ずつであってもできる限り多く摂取するように心がけます。

（4）誤　　飲

食べ物以外を誤って口から摂取することです。体内に吸収されないもので摘出が必要なものは特に異物と呼ばれます。一般的に3歳未満の乳幼児に多くみられますが，認知症のある高齢者や精神疾患の人でもみられます。

基本的な対策は体内に異物を入れないことです。口腔内にあるのが確認できればとり除く，場合によっては吐かせることが必要になります。吐かせることが危険な場合（洗剤などの有害なものや鋭利なもの）もありますので，迷った場合は吐かせずに医療機関に問い合わせることを優先します。呼吸困難など気道異物が考えられる場合，救急車を手配する必要があります。

（5）アレルギー（アナフィラキシーショック）

食物アレルギーやハチ刺されなどでみられ，同時に複数の臓器に急激に強いアレル

ギー症状が現れる状態を**アナフィラキシー**と呼びます。全身のじんましんや呼吸困難，繰り返しのおう吐などが認められます。加えて，動悸や血圧・意識の低下などのショック状態に陥る**アナフィラキシーショック**を起こした場合には，できるだけ早く適切な処置や治療をしないと生命に危険が生じますので 119 番通報が必要です。現場では，速効性があり効果も高いアドレナリンの筋肉注射（**エピペン**）が第一に選択されます（図 3-14）。最近では，学校でも常備されつつありますし，危険性の高い人では自分で所持しているケースもあります。その点でも，周囲の人はその対応法を学ぶ必要があります。

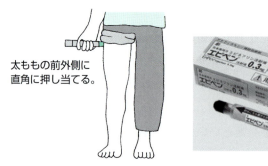

・アナフィラキシーにはアドレナリン筋肉注射を第一に行う。
・ショックを防ぐためにアドレナリン自己注射が体重 15 kg 以上の人を対象に認可されている（2005 年 3 月より）。

図3-14　エピペン（アドレナリン自己注射）

　アナフィラキシーを起こさないためには，原因（アレルゲン）となるものを食べない（接触しない）ことが必須です。一方で，成長に伴い改善することも科学的にわかりはじめ，医師の管理のもとでの治療が勧められます。ただ，症状の強さや現れ方は，その日の体調などでも大きく変わります。治療による改善が認められた後であっても，やはり継続した注意は必要です。

第4章 からだの栄養素と役割

　食べ物には，さまざまな栄養素が含まれており，身体活動のエネルギーや成長のためにからだを作る物質を産み出します。栄養素がからだの中でどのような経路を経てどのように利用されるのかを知ることで，日々の健康な生活が送れます。ここでは，ヒトのからだの中の栄養素とそのはたらきについて学びます。

1　エネルギー

　私たちが毎日健康で過ごすことができるのは，食べ物に含まれる栄養素をからだの中でエネルギーに変えているからです。エネルギーとは「仕事をする能力」という意味です。エネルギーは，体温を保つ，手足を動かす，呼吸や排せつなどのために内臓を動かす，見る・聞く・話す・考えるなどの神経をはたらかせるなど，生きていくうえでの多くのことに使われます。仕事をする能力の単位はキロカロリー（kcal）で，一般にはカロリーといわれています。それでは，エネルギーはどのように作られ，からだの中にどのように貯えられ，どのように使われるのでしょうか。

1）エネルギーの産生

　フランスのラボアジェは，18世紀後半，食べ物をとり込み呼吸をすること（酸素を吸い炭酸ガスを吐き出す）で体温が保たれることを化学的に証明しました。からだの中で，食べ物に含まれる栄養素が形を変え（分解され），熱を発する物質（高エネルギー化合物 *）を作り出すのです。高エネルギー化合物は，食べ物に含まれるたんぱく質，炭水化物（糖質），脂質（脂肪）から作られます。中でも糖質は高エネルギー化合物をたくさん作ることができ，1日に必要なエネルギー量の半分以上を作り出します。たんぱく質はからだを作る材料や体内の調整に使われることが多いので通常はエネルギー源にはならず，糖質や脂質が不足したときにエネルギー源となります。脂質も1/3程度がエネルギー源になるだけで2/3は細胞膜や生体成分の材料になります。有酸素運動（エアロビック運動）をすると脂肪がエネルギー源として使われます。

　穀類・いも類・砂糖などに含まれる炭水化物は，口の中や胃で分解されてグルコース（ブドウ糖）に変わり，グルコースはさらに分解されていく過程で高エネルギー化合物を作り出し，最後には水と炭酸ガスになってからだの外に出ていきます。日常的には，たんぱく質がエネルギー源のグルコースに変わるのはわずかです。

＊アデノシン三リン酸（ATP），ホスホエノールピルビン酸，クレアチンリン酸など。

■ 第４章　からだの栄養素と役割

■ 2）代謝量（基礎代謝・活動代謝）

　代謝とは生命を保つのに必須なエネルギーを得ることや，成長に必要な，細胞や筋肉・骨・血液などを作り出すためにからだの中で起こるすべての生化学反応（分解は異化，合成は同化といいます）で，新陳代謝ともいいます。代謝に必要なエネルギー量が代謝量です。そして，私たちには生存に必要なエネルギー量（基礎代謝量）（表4-1）と，身体活動をするために必要なエネルギー量（活動代謝量）の両方が必要です。

表４－１　年齢別基礎代謝量

年齢区分	基礎代謝量（kcal/日）	
	男　性	女　性
1〜9歳	700〜1,140	660〜1,050
10〜17歳	1,330〜1,610	1,260〜1,310
18〜29歳	1,520	1,110
30〜69歳	1,530〜1,400	1,150〜1,110
70歳以上	1,290	1,020

出典）厚生労働省：日本人の食事摂取基準（2015年版）策定検討会報告書，2014。

■ 3）エネルギーの必要量と消費量

　健康な男性18〜29歳（身体活動強度：普通）では，エネルギー必要量は2,650 kcal/日です。食べ物に含まれる栄養素のエネルギー量（1 gあたり，脂質は9 kcal，たんぱく質と糖質はそれぞれ4 kcal）は，からだに入っても同じなので，食べた食品と量を記録しておけば摂取エネルギー量がわかります。

　成長期の子どもと妊婦・授乳婦以外は，健康の保持（肥満予防）のためには消費するエネルギー量だけをとればよいので，エネルギー消費量＝必要量＝摂取量です。消費するエネルギー量は，実験的にまたは生活活動の記録から算出できますが，必要量と同じなので「日本人の食事摂取基準」（巻末資料参照）を参考にします。

2　たんぱく質

■ 1）からだの中のたんぱく質

　からだの中のたんぱく質は，成人では体重の約15〜17％（体重60 kgの人なら約10 kg）です。種類は10万以上で，欠乏すると成長障害や免疫力低下を招きます。

　たんぱく質は，20種類のアミノ酸が50〜1,000個結合したもので，摂取したたんぱく質は体内で分解と合成を繰り返しています（代謝回転）。たんぱく質は胃で胃酸

■ 44

とペプシンによって大まかに分解され，小腸で分泌される膵液の酵素でさらに分解されます。次に小腸の粘膜上皮にある酵素によって，アミノ酸にまで分解され，小腸の粘膜から吸収されます（図4-1）。

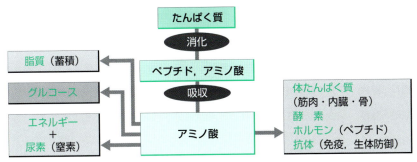

図4-1　たんぱく質の消化と吸収

2）からだの構成成分となるたんぱく質

たんぱく質は，からだのさまざまな部位や細胞を構成する成分となり，生命を維持する役割を担っています（表4-2）。

表4-2　からだの構成成分となるたんぱく質

たんぱく質	性　　状	構成成分となる部位，性質
コラーゲン	繊維状のたんぱく質	骨，軟骨，皮膚，角膜，アキレス腱などの主成分。コラーゲンを煮て溶出した液がゼラチン。
ケラチン	硬いたんぱく質	歯，爪，毛髪の主成分。イオウを含むため毛髪や爪が燃えるときの不快な臭いのもとになる。
グルコサミン	グルコースとアミノ酸が結合したもの	骨や骨髄の中にあり，軟骨を再生する役割をもつ。
核たんぱく質	核酸とたんぱく質が結合したもの	DNAやRNAの材料になる。
アポリポたんぱく質*	脂質とたんぱく質が結合したもの	細胞膜にある。脂質に水に溶けやすい性質を与える。コレステロールを運搬するはたらきをもつ。

＊アポは「～切り離した」の意味。血液中で脂質に結合しているたんぱく質部分をいう。

3）からだの機能を整えるたんぱく質

からだの中で化学反応を起こして，毎日を健康に過ごすのに関係しているたんぱく質の機能を分類し，種類を表4-3に示しました。

■ 第4章　からだの栄養素と役割

表4-3　からだの機能を整えるたんぱく質の分類

機　能	たんぱく質の種類
消化酵素	アミラーゼ（炭水化物），ペプシン（脂質），トリプシン（たんぱく質）　など
ホルモン	インスリン（血糖低下），グルカゴン（血糖上昇），成長ホルモン　など
生体防御	フィブリノーゲン（血液凝固），抗体，免疫グロブリン（IgG）など
酸素の運搬	ヘモグロビン（男性：12 g/dL 未満，女性：11 g/dL 未満で貧血を疑う）
血液中脂質の運搬	アルブミン（栄養状態の判定基準になる。3.5 g/dL 以下は低栄養）
筋肉の収縮・弛緩	アクチン，ミオシン（筋肉の構成成分でもある）
鉄の貯蔵	フェリチン

■4）アミノ酸

　たんぱく質が分解してできたアミノ酸は，いったんアミノ酸プールとしてからだの中に貯えられます。その後，アミノ酸は遺伝情報に基づいて細胞組織や生体成分を作る（合成）のに利用されます。アミノ酸プールに貯蔵されても利用されずに余ったアミノ酸は，アミノ基の窒素がアンモニアになり，肝臓で毒性の低い状態になって腎臓で尿素として尿中に排せつされます。肝臓や腎臓のはたらきが落ちていると，アンモニアの毒性を少なくすることができずにさまざまな病気を引き起こすことになりますから，このような場合は食べ物のたんぱく質量を抑えるようにします。

　人体に必要な20種類のアミノ酸のうち，体内で必要量を合成できない（合成できても微量）アミノ酸は食べ物からとらなければなりません。これを不可欠アミノ酸といい，そのほかは可欠アミノ酸といいます（表4-4）。

　不可欠アミノ酸を摂取するには，これらをバランスよく含む食べ物を知ることが大切で，アミノ酸スコアを利用します。アミノ酸スコアが80以上の食べ物（肉や魚，乳製品，大豆製品など）は，不可欠アミノ酸をバランスよく含んでいる食べ物です。

表4-4　不可欠アミノ酸と可欠アミノ酸

不可欠アミノ酸 （9種）	バリン，ロイシン，イソロイシン，含硫アミノ酸（メチオニン＋シスチン），芳香族アミノ酸（フェニルアラニン＋チロシン），スレオニン，トリプトファン，ヒスチジン，リジン
可欠アミノ酸 （11種類）	グリシン，アラニン，プロリン，セリン，システイン，アスパラギン，グルタミン，チロシン，アスパラギン酸，グルタミン酸，アルギニン（小児では不可欠アミノ酸に含まれる）

46

3 糖質（炭水化物）*

からだの中の糖質は体重の1%程度しかなく，体重60 kgの人なら0.6 kg（600 g = 2,400 kcal 分）で，ほとんどが肝臓・血液・筋肉中に存在しています。1日のエネルギー量の50〜65%は糖質から得ることが望ましいとされていますので，1日3回の食事で十分に補充しなければなりません。

主食の米・パン・麺類に含まれる炭水化物は，でんぷんというグルコース（単糖類）が多数縮合した多糖類で，菓子・果物・砂糖などに含まれるものはグルコースやショ糖（二糖類；単糖類が2つ結合したもの）です。でんぷんは唾液の中のアミラーゼで分解されて，デキストリン**やオリゴ糖***になり，十二指腸で膵液のアミラーゼによりさらに分解されて，二糖類や単糖類になって小腸で吸収されます。

1）グルコースの代謝

細胞内にとり込まれたグルコースは，エネルギー源として使われるときは，酸素を必要としない解糖系で乳酸とピルビン酸になり，ピルビン酸はアセチルCoAとなって，酸素を必要とするTCAサイクル（クエン酸回路）で高エネルギー化合物を作り出し，最終的に水と炭酸ガスになります。また，グルコースの一部は肝臓や筋肉にグリコー

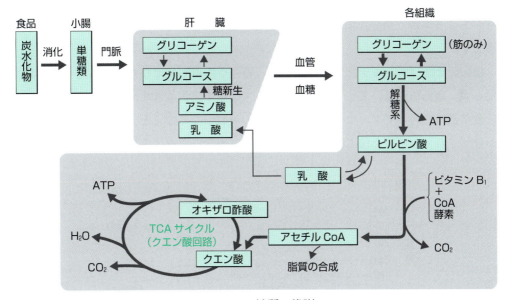

図4-2　糖質の代謝

＊消化性炭水化物（いわゆる糖質）と難消化性炭水化物（一部が食物繊維）に分類される。
＊＊グルコースの分子量は180，デキストリンは4,000〜10,000，でんぷんはこれ以上で，グルコースが数千〜数万個結合したもの。
＊＊＊少糖ともいい単糖が2〜10個程度結合し，腸内のビフィズス菌などの増加作用をもつ。

■ 第４章　からだの栄養素と役割

ゲン（グルコースが多数結合した貯蔵形態）という形で貯えられます。

急激な運動をしたときは筋肉のグリコーゲンが使われ，飢餓や血糖値が低下したときは肝臓のグリコーゲンがグルコースに変えられます。肝臓のグリコーゲンが少なくなると，乳酸やアミノ酸からグルコースが合成され（糖新生），グリコーゲンが補われます。一方，炭水化物をとり過ぎて１日の消費エネルギー量では使いきれなくなると，脂質の合成に使われ肥満につながります（図4-2）。

解糖系やTCAサイクルでグルコースが高エネルギー化合物を作り出す化学反応には，さまざまな酵素と，酵素のはたらきを助ける補酵素（コエンザイム）が必要です。

グルコースの分解には，補酵素としてビタミンB群（特にビタミンB_1とB_2）が使われますから，主食をたくさん食べるときは，それらを多く含む食べ物をとることが必要です（表5-2参照）。

■２）血糖とグリコーゲンの相互変換

私たちの血液100 mL中にはつねにグルコースが80〜100 mg（0.08〜0.1％：空腹時）の濃度で存在しています（血糖値）。食後30〜60分では血糖値は一時的に上昇しますが，健康な場合は２〜３時間でもとの濃度になります（図4-3）。食後，血糖値が上昇しはじめると膵臓の細胞からインスリンが分泌され，グルコースが肝臓でとり込まれてグリコーゲンとして貯えられます。肝臓のグリコーゲン貯蔵能力には限りがありますが，余分な血糖は脂肪細胞で中性脂肪としていくらでも貯えることができます。

糖尿病では，インスリン分泌量が少ない場合や作用不足でなかなかもとの濃度には戻らず，血糖値が高いままなのでグルコースが尿中に出てきます。

食後数時間経ってグルコースの腸管からの吸収がなくなると，肝臓のグリコーゲンが分解されて血糖値を保ちます。グリコーゲンが少なくなると脂肪細胞の中性脂肪が

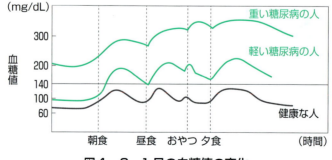

図４-３　１日の血糖値の変化

出典）日本糖尿病学会編：糖尿病治療の手引き2017，南江堂，2017．

4　食物繊維

分解して（体脂肪が減少する）糖新生が起こります。さらに，吸収がない場合（飢餓状態）や激しい運動をすると，筋肉のアミノ酸からグルコースを作って血糖値を維持します（体たんぱく質の崩壊）。

血糖はその約半分が脳で使われます。脳のエネルギー源ですから空腹では脳が十分にはたらきません。血糖値が 50 ～ 70 mg/dL 以下（低血糖）になると，意識がもうろうとしてきますので，吸収の速い飴や甘いジュースをとることが必要です。

4　食物繊維

食物繊維は食べ物に含まれる難消化性炭水化物で，ヒトの消化酵素では消化されません。植物性食品・海藻類に含まれます。動物性食品では，甲殻類の殻（キチン，キトサン），動物の上皮細胞（ムチン）や軟骨（コンドロイチン硫酸）に存在しますが，ヒトのからだの中にはごく微量です（表5-4 参照）。

構造的には多糖類が多く，水溶性（可溶性）と不溶性に分けられます。からだの中では，アミラーゼで分解されず小腸では吸収されませんが，大腸の腸内細菌* で発酵作用を受けて短鎖脂肪酸（p.51 参照）・メタン・炭酸ガスなどを産生します。短鎖脂肪酸は大腸の運動を活発にして排便しやすくします。また，大腸内を弱酸性にして有害菌** が増えるのを防ぎます。腸内細菌は，ビタミンKやB群，ホルモンなども作ることができます。食物繊維全体としては1gあたり0～2kcalのエネルギーを産生します。

1）水溶性食物繊維

ネバネバ系とサラサラ系があり，粘着性・吸着性・発酵性があります（表4-5）。

表4－5　水溶性食物繊維の特徴

性　質	はたらき	種　類
粘着性	胃腸内をゆっくり移動するため，お腹がすきにくく，食べ過ぎを防ぐ。糖質の吸収をゆるやかにして，食後の血糖値の急激な上昇を抑える。	・グアーガム ・アガロース
吸着性	胆汁酸やコレステロールを吸着し，排せつする。	・ペクチン
発酵性	大腸内で発酵・分解されると，ビフィズス菌などが増えて腸内環境がよくなり，整腸効果がある。	・イヌリン ・オリゴ糖

＊腸内に常在している菌，3万種類，100 ～ 1,000 兆個で1.5 ～ 2kg，ビタミンB類を合成する。
＊＊発がん性物質や腸内腐敗を起こす菌（ウェルシュ菌，黄色ブドウ球菌，大腸菌毒性株など）。

■ 第4章　からだの栄養素と役割

■2）不溶性食物繊維

ボソボソ，ザラザラとした食感が特徴です（表4-6）。

表4－6　不溶性食物繊維の特徴

性　質	は　た　ら　き	種　類
保水性	胃や腸で水分を吸収して大きくふくらみ，腸を刺激して蠕動運動を活発にし，便通を促進する。	・セルロース ・ヘミセルロース ・リグニン
発酵性	水溶性と同様に整腸効果があるが，発酵性は低い。	

5 脂質（脂肪）*

　からだの中の脂質量は人によって異なります。体重の60％以上もある人（高度肥満者）から5％以下しかない人（極端な痩せ）まで，体脂肪量は食事の量や生活活動量・運動量によって簡単に変化します。一般的には体重の15〜20％（男性），20〜25％（女性）程度が適正とされていますから，体重60kgの人なら20％として12kg（＝108,000kcal分）が皮下脂肪組織（約1/3）に貯えられ，その他には，内臓の脂肪組織・血液・細胞膜・脳神経組織などに存在します（表4-7）。

■1）からだの中の脂肪細胞

　からだの中の脂肪組織は2種類（白色脂肪細胞，褐色脂肪細胞）あり，ほとんどは白色脂肪細胞で，皮下や内臓の周囲に大量に存在し，中性脂肪（トリアシルグリセロール；グリセロール**に脂肪酸が3つ結合）を貯蔵するはたらきをもっています。

表4－7　からだの中の脂質の種類とはたらき

名　　　前		存　在　場　所	は　た　ら　き
中性脂肪	アシルグリセロール	脂肪組織，血液	・体脂肪の構成分 ・エネルギー源
コレステロール	エステル型，遊離型	血液，脳神経組織，細胞膜	・細胞膜の成分（膜の機能にかかわる） ・ホルモンの材料
リン脂質	グリセロリン脂質	血液，脳神経組織，細胞膜	・脂溶性ビタミンの吸収にかかわる
	スフィンゴリン脂質	脳神経組織	・脳神経組織の成分 （神経伝達にかかわる）
糖脂質	セレブロシドなど	脳神経組織	
遊離脂肪酸		血液	・エネルギー源

＊脂質は生体を構成する成分，脂肪は動・植物に含まれる栄養素とされるが明確な区別はない。
＊＊$C_3H_8O_3$，グリセリンともいい，OH基を3つもつ三価アルコール，粘性・甘味がある。

■ 50

5 脂質（脂肪）

　白色脂肪細胞の数や大きさは，生まれてから思春期までは増大しますが，その後は
あまり変化しません（成人で約300億個）。しかし，思春期までに白色脂肪細胞の数
を増やすと，その後，肥満になりやすくなります。大人になって摂取する脂質が多い
とサイズが大きくなり，数も増加（約600億個）して肥満となります。

　褐色脂肪細胞は，白色脂肪細胞から遊離した脂肪酸をとり込んで燃焼（分解）させ
熱を作り出します（＝エネルギー消費）。乳児には比較的多くありますが，成長に伴っ
て減少し，成人では首や肩甲骨の周囲などにきわめて少量存在するだけです。寒冷地
に住む人びとは，褐色脂肪細胞が多いといわれています。

■2）脂質の消化と吸収

　食べ物の中の脂質（炭素，水素，酸素の結合体）は，化学的に安定した中性脂肪の
形をしています。中性脂肪の脂肪酸には，バターや乳製品に多い短鎖脂肪酸（炭素数
が6個以下）や中鎖脂肪酸（炭素数が8～10個）と，肉・魚・卵・植物油・大豆製
品に含まれる長鎖脂肪酸（炭素数が12個以上）があります。

　脂質の多い食べ物（主に長鎖脂肪酸）は消化吸収に時間がかかります。脂っこい料
理の腹もちがいいのはこのためです。食べ物の脂質の多くは，体内に入ると十二指腸
で胆汁により乳化されます。次に膵臓からの消化酵素リパーゼのはたらきで，グリセロー
ルとモノアシルグリセロールと脂肪酸とに分解されます。水に溶けやすいグリセロー
ルはそのまま小腸上皮細胞から吸収されますが，モノアシルグリセロールと脂肪酸は，
腸内に分泌された胆汁酸のはたらきによりミセルという親水性の小さい乳化物にとり
込まれ，腸管から吸収されます。小腸上皮細胞に入ったミセルはたんぱく質と結合し，
カイロミクロン（リポたんぱく質の一種）となります。カイロミクロンはリンパ管か
ら吸収され，胸管（リンパ系の本管）から血液に移行し，全身を循環して肝臓や組織
に運ばれます。短鎖脂肪酸や中鎖脂肪酸は，門脈を経て比較的速く肝臓にとり込まれ
ますが，長鎖脂肪酸はリンパ経由なので長い時間を要します（図4-4）。

■3）脂質によるエネルギー産生

　運動・アドレナリン（血圧上昇作用）・グルカゴン・カフェインは，中性脂肪の分
解を促進し，血液中にグリセロールと遊離脂肪酸*を放出します。これらは，アセチ
ルCoAを経てTCAサイクルに入りエネルギー源になります。この経路はβ酸化とい
い，補酵素を必要としないのでビタミンB$_1$の節約ができます。また，肝臓ではグルコー
スが枯渇すると，脂肪酸が分解してケトン体（アセト酢酸とβ－ヒドロキシ酪酸）を

＊80～90%がアルブミンと結合して肝臓，心臓，骨格筋に運ばれエネルギー源となる。

51

■ 第4章　からだの栄養素と役割

生成します。ケトン体はグルコースの代わりに脳にエネルギーを供給し，細胞膜を容易に通過するので骨格筋や臓器に運ばれてエネルギー源となります。

β-ヒドロキシ酪酸はアセト酢酸に変換され，アセト酢酸は心臓や腎臓で利用されますが，過剰に作られると血中濃度が高くなり体液が酸性に傾くアシドーシス（血液のpHが7.35以下になり，意識障害，麻痺が起こる）を生じます。

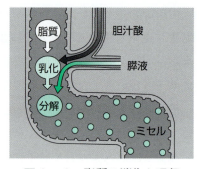

図4-4　脂質の消化と吸収

■ 4）中性脂肪，コレステロール，リン脂質，脂肪酸

からだの脂質は，①中性脂肪（トリグリセリド），②コレステロール，③リン脂質，④脂肪酸，の4つに大きく分けられ，それぞれ重要な役割を果たしています（図4-5）。

中性脂肪は，糖やアルコールが体内で代謝されてできたグリセロールに3個の脂肪酸が結合しています。貯蔵されて主にエネルギー源になります。

コレステロールとリン脂質は細胞の膜を作る成分で，コレステロールは，胆汁酸，ホルモン，ビタミンDの材料です。食べ物からとるコレステロールは200〜500 mg/日で，その約半分が吸収されます。肝臓で，アセチルCoAを原料に酵素反応によって約750 mg/日（体重60 kgの場合）が合成されます。リン脂質は食べ物（鶏卵・大豆食品など）にも含まれていますが，摂取してもそのまま体内にとり込まれません。体内ではグリセロールや遊離脂肪酸に分解されて各細胞内でリン脂質に再合成されます。不足すると細胞膜が正常に作られなくなり，血管の動脈硬化を引き起こす場合があります。

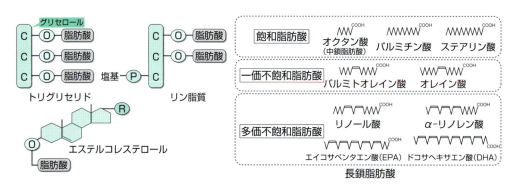

図4-5　体内の脂質の構造

長鎖脂肪酸には，二重結合がない飽和脂肪酸，二重結合が1個の一価不飽和脂肪酸，二重結合が2個以上の多価不飽和脂肪酸の3種類があります（図4-5）。二重結合の位置によってn-6系またはn-3系多価不飽和脂肪酸に分類され，体内で合成できないため食べ物から摂取しなければならないものを必須脂肪酸（α-リノレン酸，リノール酸）といいます。欠乏すると発育不全や皮膚の角化，脱毛，腎臓病などを引き起こします（第5章 p.63参照）。

■5）リポたんぱく質（リポプロテイン）

水に溶けない脂質は，たんぱく質を結合した形にして血液中に溶けやすくして各組織に運ばれます。構成成分の違いにより粒子の大きさや比重が異なり，カイロミクロン（中性脂肪が多く食後のみ出現する），VLDL（中性脂肪を肝臓から組織に運ぶ），LDL*（コレステロールを肝臓から血液や組織に運ぶ），HDL*（たんぱく質を多く含みコレステロールを血液や組織から肝臓へ運ぶ）の4つに分類されます。

6　ビタミン

脂質に溶ける脂溶性ビタミン（ビタミンA・D・E・K）と，水に溶ける水溶性ビタミン（ビタミンB$_1$・B$_2$・B$_6$・B$_{12}$・C，ナイアシン，パントテン酸，ビオチン，葉酸）があります。からだの中には微量（mg：gの1/1,000かμg：mgの1/1,000）しかありませんが，からだの機能を整え正常に保つには欠かせない栄養素です。

ビタミンはからだの中で作ることができないので，欠乏しないように必要量を毎日食べ物からとらねばなりません。しかし，ビタミンK・B$_6$・B$_{12}$，パントテン酸，ビオチン，葉酸は腸内細菌によって一部合成されるので，通常の食事をしていれば欠乏することはありません。抗生物質（微生物の発育を止める）を長期間服用している場合や，健康状態や食生活によっても腸内細菌叢は変わるので，注意が必要です。

脂溶性ビタミンは主に肝臓や細胞膜に存在し，貯蔵できるので余分に摂取すると過剰の害を起こすことがあります。水溶性ビタミンは細胞内にあり，余分な量は尿中に出してしまうのでほとんど過剰の害はなく，欠乏に注意します（表5-2参照）。

■1）脂溶性ビタミンのはたらき

脂溶性ビタミンは脂質と一緒に摂取することで，ミセルを作って体内にとり込まれます。脂溶性ビタミンの種類とはたらきを表4-8に示します。

＊LDLに含まれるコレステロール（LDL-C）は悪玉コレステロール，HDLに含まれるコレステロール（HDL-C）は善玉コレステロールといわれている。

第4章 からだの栄養素と役割

表4-8 脂溶性ビタミンの種類とはたらき

種類	はたらきと【欠乏】・【過剰】の症状
ビタミンA	・視覚機能を維持する。 ・細胞を増やし，分化する機能を調整する。 ・コラーゲンやホルモンの生成にかかわる。 【欠乏】視覚障害が起こる。【過剰】肝臓が腫れる。
ビタミンD	・カルシウムやリンの吸収を助け，代謝にかかわる。 ・骨を作り成長をうながす。 ・血液中のカルシウム濃度を上昇させる。 【欠乏】骨の変形やもろくなる。【過剰】腎臓の病気となる。
ビタミンE	・強い抗酸化（酸化を防ぐ）作用があり，細胞膜を守る。 ・老化やがんの発生の予防にかかわる。 【欠乏】妊娠しにくくなる。【過剰】出血しやすくなる。
ビタミンK	・血液の凝固を促進する。 ・骨の健康を維持して骨粗鬆症を防ぐ。 ・動脈硬化を防ぐ。過剰の害の報告はない。 【欠乏】血液が固まりにくくなる。骨折の危険性が増す。

2）ビタミンB群のはたらき

　ビタミンB群は主にエネルギーを作る際の補酵素として使われます（図4-6）。特に糖質がエネルギーを作るときにはビタミンB_1・B_2，ナイアシン，パントテン酸が消費されるので，主食に炭水化物を多くとるときは，これらのビタミンを多く含む食べ物を一緒にとります。不足するとさまざまな症状を引き起こします（表4-9）。

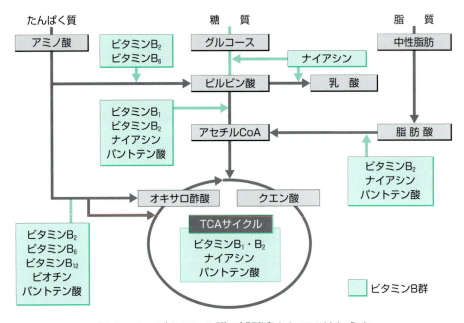

図4-6　ビタミンB群の補酵素としてのはたらき

表4-9　ビタミンB群の種類とはたらき

種　類	はたらきと【欠乏】の症状
ビタミンB₁	・神経を正常に保つ 　　　【欠乏】筋肉痛や神経炎・成長促進
ビタミンB₂	・成長促進　・皮膚や粘膜を守る 　　　【欠乏】発育障害，口内炎など
ナイアシン＊	・アルコールの分解　・DNA の修復 　　　【欠乏】皮膚炎，下痢など
ビタミンB₆＊	・免疫系の維持　・皮膚を守る 　　　【欠乏】舌炎，リンパ球減少など
ビタミンB₁₂	・メチオニンの生合成に関与 　　　【欠乏】貧血，脊髄や脳の障害
葉　　酸＊	・赤血球を作る　・神経管の形成 　　　【欠乏】貧血，無脳症など
パントテン酸	・脂肪酸代謝に関与 　　　【欠乏】手足のしびれ，成長停止など
ビオチン	・皮膚の健康を保ち，白髪を予防 　　　【欠乏】脱毛，うつ病

＊余分に摂取すると過剰の害。

3）ビタミンCのはたらき

　果物や野菜に多く，水溶性ビタミンの中でも１日にとる量が最も多く（100 mg），細胞と細胞の接着剤となっているコラーゲンの生成に欠かせません。さらに鉄の吸収にも不可欠で，ビタミンCがないと体内で鉄ははたらくことができません。

　メラニン色素や発がん性物質の生成を抑えることや抗酸化作用＊（酸化を防ぐ）により，老化防止や血中コレステロール低下作用などいろいろなはたらきがあります。果物や野菜のビタミンCは，加熱すると壊れてしまうので生でとりますが，いも類のビタミンCは壊れにくいので高齢者には摂取しやすい給源です。欠乏すると歯ぐきから出血しやすくなり，風邪をひきやすく，貧血ぎみにもなります。

7　ミネラル

　からだを構成する元素の約96％は水素（H），炭素（C），窒素（N），酸素（O）です。残りの約4％（体重60 kgの人で約2.5～3.0 kg）はこれ以外の元素で，無機質あるいはミネラルといいます。ヒトに必要なミネラルは，カルシウム（Ca），リン（P），カリウム（K），イオウ（S），塩素（Cl），ナトリウム（Na），マグネシウム（Mg），

＊体内で発生した活性酸素（老化関連の病気を悪化させる）を素早く消去する作用。

第4章 からだの栄養素と役割

鉄（Fe），亜鉛（Zn），銅（Cu），マンガン（Mn），ヨウ素（I），セレン（Se），モリブデン（Mo），コバルト（Co），クロム（Cr）の16種類です。骨や歯，細胞（筋肉・脳・神経），細胞内液・外液，血液，爪，毛髪，皮膚にありますが，半分は骨や歯にあるCa（成人で約1 kg）とP（成人で約0.8 kg）です。ビタミン（有機物）と同じように，体内では作られず食べ物からとらねばなりません（表5-3参照）。

ミネラルは，尿や汗によって日々一定量が排せつされるため，欠乏症が起きやすいという特徴があります。食べ物からのミネラル摂取が不足した場合は，排せつを少なくし，過剰に摂取した場合は排せつを増やすように腸や腎臓が調節しています。

1）細胞内液と細胞外液のミネラル

細胞外液の電解質*は，ナトリウムイオン（Na^+），クロールイオン（Cl^-），重炭酸イオン（HCO_3^-）が多く，ほぼ0.9％食塩（NaCl）水の濃度と同じです。0.9％食塩水は生理食塩水と呼ばれ，羊水**や生命誕生時の海の組成と同じです。細胞内液の電解質は，カリウムイオン（K^+），マグネシウムイオン（Mg^{2+}），リン酸水素イオン（HPO_4^{2-}），たんぱく質が多く含まれています（図4-7）。これらの電解質の濃度は，体液の浸透圧をつねに一定に保つはたらきがあります。食べ物からカリウムを多くとると，K^+が細胞内にとり込まれ，それと引き換えに細胞内のNa^+が追い出されます。Na^+が追い出される際に水分も一緒に出ていきます。Na^+と水分は最終的に尿として排せつされ，全身の血液量は減少し血圧が下がります。

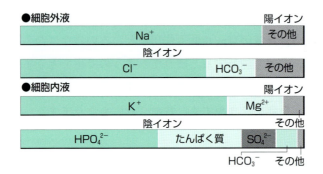

図4-7　体液の電解質

2）ミネラルのはたらき

生体成分の構成要素，生体の調節，両方の機能をもつミネラルがあります（表4-10）。

＊イオンともいい，水に溶けると電気を通す物質。細胞の浸透圧の調節，筋肉細胞や神経細胞のはたらきにかかわる。
＊＊子宮内で胎児を囲んでいる水。胎児の発育を助ける。妊娠後期は800 mLとなる。

7　ミネラル

表4－10　ミネラルのはたらきと種類

	機能・はたらき	種　類
構成成分	①骨・歯などの構成	Ca，P，Mg
	②有機化合物と結合	ヘモグロビンのFe，リン脂質のP
調節機能	①神経・筋肉の興奮性の調節	K，Na，Ca，P，Mg
	②pH・浸透圧の調節	
両方の機能	①酵素の構成成分	Mg，Fe，Cu，Zn，Mn，Se
	②生理活性物質の構成成分	Fe，I，Zn，Mo

■3）多量ミネラルと微量ミネラル

　食べ物から摂取する量が100 mg以上の多量ミネラルと，それ以下の微量ミネラルに分けることができます。ミネラルの体内量と摂取量，欠乏症と過剰症を表4-11に示します。

表4－11　多量ミネラルと微量ミネラルの体内量・摂取量と欠乏症・過剰症

		体内量[2]（主な場所）	摂取量[3] 男／女	欠乏症	過剰症
多量ミネラル	Ca	1.16 kg（骨，歯）	800/650 mg*	骨粗鬆症	泌尿器結石
	P	670 g（骨，細胞膜）	1,000/800 mg**	副甲状腺機能亢進	Ca吸収阻害
	K	150 g（細胞内液）	2,500/2,000 mg**	不整脈，脱力感	高K血症
	S[1]	112 g（軟骨，腱）	--------	皮膚炎	特になし
	Cl[1]	85 g（胃酸，血液）	--------	食欲低下	特になし
	Na	63 g（細胞外液）	食塩で8/7 g未満***	筋肉痛，嘔吐	高血圧，胃癌
	Mg	25 g（骨，筋肉）	340/270 mg*	虚血性心疾患	下痢，軟便
微量ミネラル	Fe	4 g（血液，肝臓）	7/10.5 mg*月経あり	鉄欠乏性貧血	鉄沈着症
	Zn	2 g（骨格筋，皮膚）	10/8 mg*	成長障害味覚異常	免疫能低下
	Cu	80 mg（酵素）	0.9/0.8 mg*	貧血，成長障害	ウィルソン病
	Mn	15 mg（組織全体）	4.0/3.5 mg**	骨病変，成長障害	パーキンソン病
	I	15 mg（甲状腺）	130/130 μg*	甲状腺腫	甲状腺腫
	Se	13 mg（組織全体）	30/25 μg*	心筋障害	疲労感，脱毛
	Mo	9 mg（肝臓，腎臓）	25/20 μg*	成長遅延	Cu欠乏症
	Co[1]	2 mg（骨髄，血液）	--------	悪性貧血	特になし
	Cr	2 mg（生体内全体）	10/10 μg**	糖尿病，動脈硬化	腎不全

1）S，Cl，Coは『日本人の食事摂取基準（2015年版）』では摂取量が示されていない。
2）鈴木継美・和田攻編：ミネラル・微量元素の栄養学，第一出版，1998より。
3）『日本人の食事摂取基準（2015年版）』の18～29歳の値，＊：推奨量，＊＊：目安量，＊＊＊：目標量。

57

8 水

水はからだの構成成分で，体内での栄養素の化学反応を円滑に行うために重要です。さらに，からだの機能の調節（体温，血圧，血液のpHや浸透圧など）をしています。体内の水分量は，健康な人では1日の水の摂取量と排せつ量が同じになるように腎臓で調節されており，むくみや脱水症が起こらないようになっています。

1）からだの中の水分

ヒトのからだの中の水分量は年齢により変化し，歳をとるにしたがって少なくなります。成人では，女性は男性より体脂肪率が高く，そのぶん水分の割合が少なくなっています（図4-8）。

体水分量（ヒトの体内の水分量）は体重の約60％（体重70kgの場合は約42L）で，細胞内液40％（約28L）と細胞外液20％（約14L）で，細胞外液は，細胞間液15％（約10.5L）と血液やリンパ液5％（約3.5L）です。それぞれのはたらきを図4-9に示します。

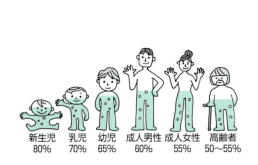

図4-8　ヒトの体内の水分量

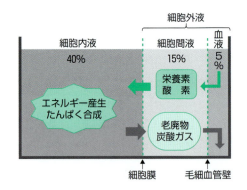

図4-9　細胞内液と外液のはたらき

2）1日の水分の摂取量と排せつ量

1日に摂取する水分量は，約2.5L（飲水1.2L，食事1.0L，代謝水* 0.3L）で，排せつする水分量も約2.5L（尿1.5L，糞便0.1L，不感蒸せつ** 0.9L）です。最低限摂取しなければならない水分量は，体重1kgあたり25～40mL/日です。

＊食べ物が体内で分解されてエネルギーを発生するときに生じる。
＊＊皮膚や呼気から蒸発する水。

老廃物*を排せつするには，1日の尿量は最低400～500 mL程度必要で，腎臓の機能が底下していると無尿（100 mL以下／日）・乏尿（400 mL以下／日）となり尿毒症**を生じます。

むくみや脱水は，細胞外液が増えたり減ったりすることで起こります。下痢やおう吐，発汗などでの脱水状態では，体内へ吸収されやすいように，含まれる電解質を体液に近い浸透圧にした経口補水液を用います。

9 その他の成分

からだの中には，これまで記してきた栄養素等のほかに，アルコール類や生理活性物質などがあります。

1）アルコール

アルコール類は生体内での主な代謝物のひとつで，脂質の項で述べたグリセロールは三価のアルコールです。糖とアルコールの結合体の糖アルコールなどもありますが，体内で作られるアルコール類はきわめて少量です。そこで，ここでは酒類から摂取するエタノール（CH$_3$CH$_2$OH）が体内でどのように分解・吸収されるかを知りましょう。

エタノール1 gは約7 kcalのエネルギーを生じます。体内に入ったアルコールは胃や腸で吸収され，血液中に出て全身をめぐり肝臓に運ばれます。肝臓では酵素のはたらきでアセトアルデヒドになり，さらに酢酸になり

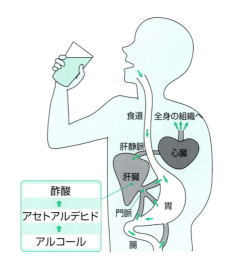

図4-10　アルコールの代謝経路

TCAサイクルに入ります（図4-10）。アセトアルデヒドは毒性があり，急速かつ過剰なアルコール摂取は急性アルコール中毒を引き起こす危険性があります。

＊アミノ酸の代謝産物で，尿素窒素，クレアチニン，尿酸，アンモニアなど。
＊＊腎臓のろ過機能が落ちて，血液中に老廃物がたまり最終的には死に至る。

■ 第4章　からだの栄養素と役割

■2）生理活性物質

　生理活性物質には，体内で作られるものと，食べ物に含まれるものとがあります。神経の伝達や免疫機能など生命活動やからだの正常な機能を維持し調節する化学物質です（表4-12）。

表4-12　生理活性物質

種　類		物　質　名	はたらき
体内で作られる生理活性物質	①ホルモン	インスリン，ステロイドホルモン　　　　　　　など	ホルモン作用
	②生理活性アミン	ドーパミン，ヒスタミン，セロトニン　　　　　　　　　など	・神経伝達 ・炎症誘発
	③エイコサノイド	プロスタグランジン，トロンボキサン　　　　　　　　　など	・免疫作用 ・血液凝固作用
	④サイトカイン	インターロイキン　など	免疫システムの調整
食べ物の中の生理活性物質	①糖アルコール	キシリトール　など オリゴ糖（フラクトオリゴ糖）	虫歯予防
	②ポリフェノール	イソフラボン，茶カテキン　など	・抗酸化作用 ・老化防止
	③乳酸菌・食物繊維	難消化性デキストリン　など	・整腸作用 ・糖やコレステロールの吸収阻害
	④カロテノイド	リコピン，アスタキサンチン	・抗酸化 ・動脈硬化予防

第5章 食べ物（食品）と薬

食習慣は，生まれ育った地域や時代によって異なります。食べ物の栄養特性を知ったうえで，健康や食事のとり方についての指針やガイドを知り，福祉職自身が正しい食習慣を身につけることで，対象者にもそのことを伝えることができます，日常的に服薬している人は多く，食品と薬の相互作用の知識は福祉職にとっても必須です。食品の衛生的管理についても確認しておきましょう

1 食事と食文化

食生活は社会的，文化的な営みです。QOL（生活の質）とのかかわりが深く，社会環境の変化によって影響を受けます。福祉職は，対象者が長年培ってきた食事や食文化を尊重し，健康で良好な食生活の実現に向けた支援を行う必要があります。

■1）食 文 化

食文化とは，民族・集団・地域・時代などにおいて共有され，それが一定の様式として習慣化され，伝承されるほどに定着した食物摂取に関する生活様式といわれ，食にかかわる文化や習慣の総称です。日本各地の自然や地理的条件によって多様な食文化が育まれてきました。近年では，地域生産・地域消費の地産地消の考え方も広く定着してきています。また，現在の日本人の食事や食文化は，和食をはじめ，多国籍の料理を組み合わせたバラエティ豊かなものになってきています。

■2）生活歴・食事歴

ひとりひとりに生活歴とそれに伴う食事歴があり，食事に対する興味や意識にも個人差があります。生活歴からは，対象者の価値観や主義主張などがみえてきます。食事歴からは，対象者の調理・調味の習慣，食物選択やとり方と量，食事の規則性などの食習慣が把握できます。また，食行動や食知識，食への考え方にも関連し，対象者の健康観の把握にもつながります。生活支援では，食を含めた生活全般を支援することから，生活歴・食事歴の把握や理解と，個人を尊重する姿勢が求められます。

■3）行 事 食

行事食は全国各地で催される行事と深いかかわりがあります。各地の祭りなどの行事にはそれぞれにまつわる料理やしきたりがあり，現在も継承されています。年中行

■ 第5章　食べ物（食品）と薬

事は日常生活とは別の特別な日です。行事に伴う食事は楽しみや喜びでもあり，日常生活にもメリハリがつきます。行事食には，季節を感じ，健康や成長，豊年を祈るなど，人との交流やつながりを生むはたらきもあります（表5-1）。

表5-1　日本の年中行事と行事食の例

1月	正月	1日～7日	おせち料理，雑煮，屠蘇	7月	七夕の節句	7日	素麺
	人日の節句	7日	七草がゆ		お盆	15日	精進料理，素麺，型菓子
	鏡開き	11日	鏡餅を入れたしるこ		土用の丑の日		うなぎ，土用餅，土用卵
	小正月	15日	小豆粥	8月	旧盆	15日	精進料理，素麺，型菓子
2月	節分	立春の前日	福豆，いわし	9月	重陽の節句	9日	菊酒，栗ご飯
	初午	最初の午の日	いなり寿司，しもつかれ		十五夜	9月中旬～下旬ごろ	月見団子，さといも
3月	桃の節句	3日	ちらし寿司，雛あられ，菱餅		彼岸の中日	秋分の日	おはぎ
	彼岸の中日	春分の日	おはぎ	10月	十三夜	10月中旬～下旬ごろ	月見団子，栗ご飯
4月	花祭り	8日	甘茶	11月	七五三	22日	千歳飴
	花見	桜の咲く時期	花見団子	12月	冬至	22日ごろ	かぼちゃ，あずき粥
5月	端午の節句	5日	柏餅，ちまき		大晦日	31日	年越しそば
6月	夏至	21日ごろ	たこ（関西地方）				

■4）食事と地域性

　食材や調味料は気候風土に影響を受け，地域性が現れます。調味料は料理の味つけのベースになることから，生活歴や食事歴にかかわりが深く，嗜好にも影響します。

◆**雑煮**　　正月の雑煮は地域によって内容が異なる代表的な行事食です。土地の野菜や魚などと餅を煮て食べる料理ですが，餅の形（丸餅，角餅）や調理方法（焼く，煮る），汁の仕立て（すまし，みそ）など，地域によってさまざまです。"だし"については全国的にかつお節だしが多くみられますが，京都府の昆布，石川県小松市のするめ，鹿児島県の干しえびなど，その土地ならではの"だし"が用いられます。

◆**しょうゆ**　　しょうゆは地域ごとに材料，甘口・辛口などの違いがみられます。関西や東海地方を除き，全国的に濃口しょうゆが使用されていますが，関西地方では薄口しょうゆ，東海地方ではたまりしょうゆの使用頻度が高くなります。また，九州地方では甘口のしょうゆが多く用いられています。

62

2　食べ物（食品）の種類

◆み　そ　　みそは，米みそ・豆みそ・麦みその3つに大きく分類できます。米みそは日本各地でさまざまな種類が作られ広い範囲で使用されています。豆みそは主に愛知県・三重県・岐阜県で作られています。麦みそは，中国四国地方や九州などの西日本で甘口のものが多くみられます。

2　食べ物（食品）の種類

1）炭水化物の多い食品

炭水化物は，大きく糖質と食物繊維に分けられます。食品から摂取する糖質のほとんどは，主食となる米・パン・めん類などの穀類と，いも類に含まれるでんぷんです。そのほか，砂糖や果物にも多く含まれています。

2）たんぱく質の多い食品

たんぱく質は，魚介類・肉類・大豆・卵などに多く含まれます。また，体内で合成することができずに食事からとらなければならない不可欠アミノ酸を多く含むものを良質たんぱく質食品といい，代表的なものとして，卵，牛乳，魚類，牛肉，豚肉，鶏肉や大豆などがあります。

3）脂質の多い食品

脂質は，常温で液体のものを油，固体のものを脂として区別し，総合して油脂といいます。グリセリンと脂肪酸が結合した中性脂肪を脂質と呼び，脂肪酸には飽和脂肪酸と不飽和脂肪酸（一価と多価）があります。

飽和脂肪酸は，肉類，ラードや牛脂，バターなどの牛乳・乳製品に多く含まれています。一価不飽和脂肪酸はオリーブオイルやサフラワー油，牛脂やラードに多く含まれます。n-6系多価不飽和脂肪酸は，大豆油・ひまわり油などの食物油や肉類・卵・魚・ゴマ・くるみなどの種実類，大豆に多く含まれ，n-3系多価不飽和脂肪酸は，魚油・えごま油・大豆などに多く含まれています（第4章 p.53 参照）。

4）ビタミンの多い食品

ビタミンは，加熱調理による損失が大きいので毎日不足がないように摂取する必要があります。脂溶性ビタミンは脂質と一緒にとると吸収がよくなります。表5-2にビタミンが多く含まれる食品の例を示します。

■ 第5章　食べ物（食品）と薬

表5−2　主なビタミンが多く含まれる食品

ビタミン名		多く含まれる食品
脂溶性	ビタミンA	魚介類，レバー，バター，卵黄，緑黄色野菜　など
	ビタミンD	魚類，きのこ，豚レバー，バター，卵黄，干ししいたけ，いわし，かつお，さけ　など
	ビタミンE	植物油，種実類，小麦胚芽，豆類，うなぎ，ツナ缶，モロヘイヤ，西洋かぼちゃ，赤ピーマン，菜の花　など
	ビタミンK	納豆，モロヘイヤ，あしたば，つるむらさき，小松菜，ほうれんそう，豆苗，カットわかめ，卵黄　など
水溶性	ビタミンB$_1$	レバー，豚肉，胚芽米などの未精製の穀類，豆類，のり，ひらたけ　など
	ビタミンB$_2$	レバー，卵黄，魚類，牛乳・乳製品，きのこ類，納豆，モロヘイヤ，豆苗　など
	ビタミンB$_{12}$	肉類，魚介類，レバー，牛乳・乳製品　など
	ビタミンC	野菜類，緑黄色野菜，果物，じゃがいも，いちご，メロン，かんきつ類　など
	ナイアシン	レバー，肉，魚類　など
	葉酸	レバー，緑黄色野菜　など
	パンテトン酸	レバー，脱脂粉乳，そら豆，豆類，卵　など

5）ミネラルの多い食品

　ミネラルは，炭水化物やたんぱく質に比較して食品中の含有量は少ないため，毎日の食事を通して少しずつからだにとり込み，不足による欠乏症を引き起こさないようにすることが大切です。表5-3に主なミネラルが多く含まれる食品を示します。

表5−3　主なミネラルが多く含まれる食品

ミネラル名	多く含まれる食品
マグネシウム	種実類や葉野菜，未精製の穀類，丸干しいわし，かき，きんめだい，ひじき，豆乳など
カルシウム	乳・乳製品，小魚　など
リン	乳・乳製品，肉類，穀類，卵黄，胚芽　など
鉄	肉類，魚類，レバー，きな粉　など
亜鉛	貝，肉類，卵，チーズ，豆類，玄米，種実類　など

6）食物繊維の多い食品

　食物繊維を多く含む食品は，未精製の穀類，豆類，野菜類やきのこ類などです。
　穀類では，ライ麦パン・雑穀・そばなど。豆類では，あずき・おから・青えんどうなど。野菜は，ごぼう・西洋かぼちゃ・ほうれんそうなど。そのほかにはアボガドやひじきも食物繊維を多く含む食品です。

■ 64

2 食べ物（食品）の種類 ■

表５−４　食物繊維（総量）が多く含まれる食品

（常用量 g）

食品群	多く含まれる食品
穀　類	ライ麦パン，雑穀・五穀，そば・干しそば，こんにゃく・しらたき
豆　類	あずき・さらしあん，おから，青えんどう，糸引き納豆
野菜類	ごぼう，だいこん，かぼちゃ，ほうれんそう
果物類	干しかき，りんご，キウイフルーツ
きのこ類	生しいたけ，えのきたけ，なめこ
海藻類	干しひじき

■ 7）その他の食品（保健機能食品，サプリメント）

　保健機能食品とは，食品の機能性を表示できる食品のことです。いわゆる健康食品のうち，一定の条件を満たした食品について「保健機能食品」と称することが認められています。現在，国の許可等の必要性や食品の目的や機能等によって，特定保健用食品，栄養機能食品，機能性表示食品の３つに分類されています（図5-1）。

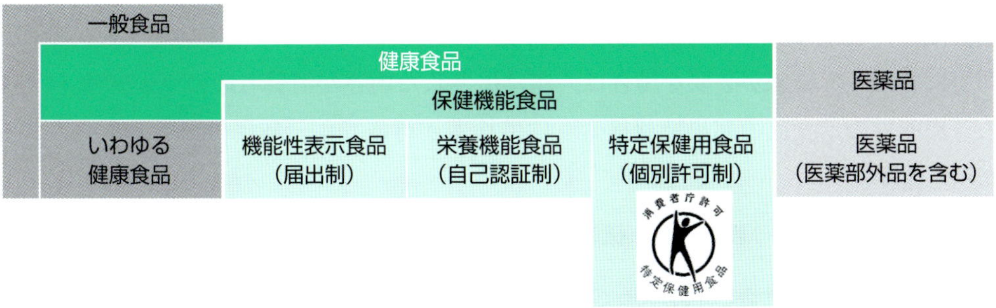

一般食品				
	健康食品			医薬品
		保健機能食品		
いわゆる健康食品	機能性表示食品（届出制）	栄養機能食品（自己認証制）	特定保健用食品（個別許可制）	医薬品（医薬部外品を含む）

図５−１　健康食品，医薬品との関係と保健機能食品の分類

（1）特定保健用食品

　特定保健用食品，通称「トクホ」は，からだの生理学的機能などに影響を与える保健効能成分を含み，特定の保健用途の表示をしている食品です。食品ごとに有効性や安全性について国の審査を受け，消費者庁長官の許可を受けなければなりません。現在，許可されている主な保健用途の表示には，表5-5に示すような内容があります。

65 ■

■ 第5章　食べ物（食品）と薬

表5-5　主な保健用途表示の例

・血圧，血中のコレステロールなどを正常に保つことを助けます。

・お腹の調子を良好に整えます。

・脂肪の多い食事を摂りがちな方，血中中性脂肪が気になる方の食生活の改善に役立ちます。

・お腹の脂肪が気になる方，お腹周りやウエストサイズが気になる方，体脂肪が気になる方，肥満が気になる方に適しています。

・血圧が高めの方に適した食品。

・食後の血糖値が気になる方に適しています。

・骨の健康が気になる方に適した飲料です。　　　　　　　　　　　　　　　　　　　など

（2）栄養機能食品

　栄養機能食品は特定の栄養成分の補給のために利用されている食品で，主にからだの健全な成長・発達，健康の維持に必要な栄養成分の補給・補完を目的として使用されます。

（3）機能性表示食品

　特定保健用食品と異なり，消費者庁長官の個別の許可を受けてはいません。なお，利用にあたって確認が必要な場合は，届け出された内容が消費者庁のウェブサイト内の「機能性表示食品の届出情報検索」にて検索が可能です。利用のポイントを表5-6に示します。

表5-6　機能性表示食品の利用のポイント

■まずは，ご自身の食生活をふりかえってみましょう。
・食生活は，主食，主菜，副菜を基本に，食事のバランスをとることが大切です。

■たくさん摂取すれば，より多くの効果が期待できるというものではありません。
過剰な摂取が健康に害を及ぼす場合もあります。
・パッケージに表示してある注意喚起事項をよく確認して，摂取するようにしましょう。
・パッケージには，一日当たりの摂取目安量，摂取の方法，摂取する上での注意事項が表示されていますので，よく読みましょう。

■体調に異変を感じた際は，速やかに摂取を中止しましょう。
・体調に異変を感じた際は，速やかに摂取を中止し，医師に相談してください。
・パッケージには，事業者の連絡先として，電話番号が表示されていますので，商品による健康被害が発生した場合は連絡してください。

出典）消費者庁：機能性表示食品に関するパンフレット「消費者の皆様へ「機能性表示食品」って何？」。

（4）サプリメント

　サプリメントとは，「補助・補充」という意味で，栄養強化食品や栄養補助食品などといわれ，不足している栄養素を積極的に摂取するための食品のことです。法律や行政的な定義がなく，厚生労働省では便宜上「特定成分が凝縮された錠剤やカプセル

■ 66

形態の製品」と定義しています。

ビタミンやミネラル，アミノ酸などの栄養素の摂取，ハーブなどの成分による薬効を目的に作られています。ある成分が濃縮されて，通常の食品とは違う形で作られた製品です。

3 健康の維持・増進にかかわる指針

わが国では，健康的な生活や食事のとり方について指針やガイドが示されています。

1）食事バランスガイド，健康日本 21（第二次），食生活指針

（1）食事バランスガイド

食事の望ましい組み合わせとおおよその量を料理単位でわかりやすく示しています。1日に「何を」，「どれだけ」食べたらよいか，という食事バランスの基本を理解し具体的な行動に結びつけるものとして，厚生労働省と農林水産省によって作成されました。献立の望ましい組み合わせと目安量を料理単位でわかりやすくイラストで示しています（巻末資料参照）。

（2）健康日本 21（第二次）

21 世紀における国民健康づくり運動の具体的目標を掲げて展開するもので，国民に対して健康に関する情報提供と，健康づくりのための環境整備を行うものです。各分野に設定された目的達成のために，自己管理能力の向上，専門家などによる支援，保健所などの公共機関による情報管理と普及啓蒙の推進の3つを柱とする対策を行います（巻末資料参照）。

（3）食生活指針

大きな特徴は，食料の生産・流通から食事，健康まで，食生活全体を視野に入れて作成されていることです。QOLの向上を重視し，バランスのとれた食事内容を中心に，食料の安定供給や食文化，環境にまで配慮した内容で，10 項目の指針とその具体的な取り組み内容が示されています（巻末資料参照）。まず，健全な食生活をどう楽しむかを考え，その内容を実践しながら食生活を振り返り改善するという PDCA サイクル（第2章 p.12 参照）によって実践を積み重ねていくことがねらいとされています。

2）運動・休養・睡眠のとり方

運動と休養は，栄養とともに健康の3本柱であり，健康な生活を送るうえで欠かせない生活習慣です。国は国民の健康づくりのための指針を示しています。

■第5章 食べ物（食品）と薬

（1）健康づくりのための身体活動基準 2013

ライフステージに応じた健康づくりのための身体活動（生活活動・運動）を推奨することで「健康日本21（第二次）」を推進するため，厚生労働省が2013年に策定しました（巻末資料参照）。

（2）健康づくりのための身体活動指針（アクティブガイド）

上記の「健康づくりのための身体活動指針」を理解しやすくするために作成されたパンフレットです。健康寿命を延ばすために「プラス・テン」という言葉を用いて，今よりも10分多くからだを動かすための具体的な方法の提案がされています（図5-2）。

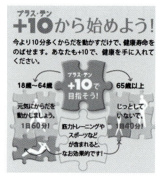 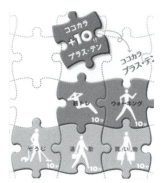

図5-2　+10（プラス・テン）：今より10分多くからだを動かそう

出典）厚生労働省：アクティブガイド －健康づくりのための身体活動指針－。

（3）健康づくりのための休養指針

1994年に厚生省（現厚生労働省）は，休養の普及啓発を目的とした「健康づくりのための休養指針」を作成しました。からだと心の健康のためには，休養を含めた生活習慣の確立が大切です（巻末資料参照）。

（4）健康づくりのための睡眠指針

睡眠は生活リズムや食生活にも関係し，健康に影響を及ぼします。睡眠不足は疲労や心身の健康リスクを上げ，健康長寿の阻害要因になります。2014年，厚生労働省は，「健康づくりのための睡眠指針2014」として，睡眠12箇条を示しました（巻末資料参照）。

■3）日本人の食事摂取基準

「日本人の食事摂取基準」は，厚生労働省が，健康な個人ならびに集団で，健康の保持・増進と疾病予防を図るうえで摂取することが望ましいエネルギーおよび栄養素の摂取量の基準を，科学的根拠に基づいて策定したものです。栄養素の欠乏ならびに過剰摂取の予防，生活習慣病の予防を目的としています（巻末資料参照）。

4 食事計画

食事は主食や副食の料理や食品の組み合わせです。さらに，料理は複数の食品から構成されています。

1）食品群の種類と特徴

食品群は，食品を栄養的な特徴でいくつかに分類したものです（表5-7）。分類は活用の目的によって複数あります。食品群の活用は，効率よく食品を組み合わせた献立の作成を可能とし，バランスのよい食事を整えることにつながります。

表5-7　食品群の特徴

三色食品群	赤　色		緑　色		黄　色	
	魚介類，肉類，卵類，豆類，牛乳・乳製品		緑黄色野菜，淡色野菜，果実類，海藻類		穀類，いも類，砂糖類，油脂類	
6つの基礎食品	1　群	2　群	3　群	4　群	5　群	6　群
	大豆・大豆製品，魚介類，肉類，卵類	牛乳・乳製品，海藻類，小魚類	緑黄色野菜	淡色野菜，果実類	穀類，いも類，砂糖類	油脂類
4　群点数法	1　群		2　群		3　群	4　群
	牛乳・乳製品，卵類		魚介類，肉類，豆類・豆製品		緑黄色野菜，淡色野菜，果実類，いも類	穀類，砂糖類，油脂類

（1）三色食品群

三色食品群は栄養素のはたらきの特徴から，食品を3色（赤・黄・緑）に分類します。3つの群でわかりやすく，栄養教育の教材として幼児や学童期に用いられます。

（2）6つの基礎食品

1981年，厚生省（現厚生労働省）保健医療局から，栄養素の均衡のとれた食事のための正しい知識の普及と日常の食生活改善・向上を図ることを目的とし，6つの基礎食品が示されました。6つの基礎食品は，栄養成分の類似している食品を6群に分類して表に示しています。それぞれの食品群からまんべんなく食品を摂取することで，誰もがバランスよく栄養をとることができるように工夫されています。

（3）4群点数法

食品を栄養素の特徴別に4つのグループに分け，各グループから1日にどのくらい食べたらよいかが示されています。1点＝80kcalとして1日にとる点数で示し，第1群～第3群は最低3点ずつ，第4群は個人の活動量に合わせて点数を調節することでバランスがとれるしくみになっています。

■2）献立のつくり方

（1）主食，副食（汁物・主菜・副菜）

　主食・汁物・主菜・副菜を上手に組み合わせた献立により，食事のバランスがとれます。一汁二菜〔主食，副食（汁物・主菜1品・副菜1品）〕や，一汁三菜〔主食，副食（汁物・主菜1品・副菜2品）〕を1回の食事の基本パターンとして，和・洋・中の料理を配膳するとバランスが整えやすくなります（図5-3）。

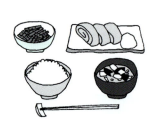 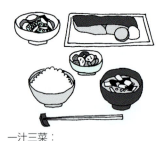

一汁二菜：
主食＋副食（汁物＋主菜1品＋副菜1品）

一汁三菜：
主食＋副食（汁物＋主菜1品＋副菜2品）

図5-3　一汁二菜と一汁三菜の献立例

　主食・主菜・副菜の構成であれば，どのような料理の組み合わせでもよいわけではありません。主食・主菜・副菜料理は主材料の食品や食品群が異なり，栄養学的な位置づけがあります。多様な食品や料理を組み合わせることが，彩りよく，栄養バランスがとれた献立につながります（表5-8・9）。

表5-8　主食・主菜・副菜・副々菜・汁物の構成

主食		主に炭水化物のごはん，パン，めんなどを選択。
副食（おかず）	主菜	・たんぱく質源となる食品を主体とするメイン料理。 ・食品は主に，卵，魚介，肉，大豆・大豆製品を選択。
	副菜・副々菜	・ミネラルやビタミンを摂取できる小鉢で提供するおかず。 ・主に緑黄色野菜，淡色野菜，いも類，きのこ類，海藻類を選択。 ・主菜の料理と味や分量などのバランスを考えて設定。
	副々菜	・2つ目の副菜の扱いとなる。 ・果物などを食後の楽しみのデザートとして組み合わせてもよい。
	汁物	・みそ汁，すまし汁，スープなど。 ・水分の摂取とともにともに，たんぱく質源の食品やミネラルやビタミンを摂取できる食品で構成。 ・吸い口に木の芽やゆずなどを使用すると季節感を感じることや，うどやたけのこなど，旬の食材を使用して季節感を演出することができる。 ・うま味のある汁物は，食欲増進や満足感に影響。 ・主食や主菜の料理とバランスのよいものを。 ・主菜や副菜で使用している食品を確認し「具だくさんみそ汁」や「具だくさんスープ」として不足分を補うこともできる。

（2）献立作成のポイント

◆1日のエネルギー量の配分　1日に必要なエネルギー量は，食事回数で配分します。間食を含む場合は，朝食：昼食：夕食：間食をおおむね25：35：35：5の比率を目安に配分します。特に主食はエネルギーとなる炭水化物の主な供給源であり，エネルギー量のおよそ半分量を占めます。まず主食（ごはん，パン，めんなど）の食品量を決定し，主食由来のエネルギーを40〜45％程度で考えると，1食分の栄養素のバランスを考えやすくなります。

◆味つけと調理　1回の食事の中で主食・主菜・副菜料理の調理法や味つけが同じにならないように気をつけます。揚げ物や炒め物などの油脂を多く使用した料理を2品組み合わせるとエネルギー量が過剰になります。例えば，主菜に揚げ物料理（から揚げ・天ぷらなど）を設定した場合には，副菜として炒め物やマヨネーズや油脂の多いドレッシングを使用した料理を組み合わせないようにします。

表5−9　料理の構成と食品群

料理区分		主な食品例	栄養学的な位置づけ	三色食品群による分類例	6つの基礎食品による分類例	4群点数法による分類例
主食	主食	ごはん，パン，めんなど	エネルギーとなる炭水化物の供給源	黄群	第5類：米，パン，めん，いも	4群：穀類
副食	主菜	卵，魚介，肉，大豆・大豆製品など	たんぱく質の供給源	赤群	第1類：魚，肉，卵，大豆	1群：卵
					第6類：油脂	2群：魚介，肉，豆・豆製品
	副菜	緑黄色野菜，淡色野菜,いも類,きのこ類,海藻類　など	ミネラル，ビタミン，食物繊維の供給源	緑群	第3類：緑黄色野菜	3群：野菜，いも
					第4類：その他の野菜，果物	
	副々菜	上記副菜の食品のほかに，果物や牛乳・乳製品など	上記のほかに，ビタミンCやカリウムの補給やカルシウムの供給源	緑群	第3類：緑黄色野菜	3群：野菜，いも
					第4類：その他の野菜，果物	1群：牛・乳製品
					第2類：牛乳，乳製品，骨ごと食べられる魚	3群：果物
	汁物	食品全般	水分の摂取，たんぱく質源の食品やミネラルやビタミンの摂取	赤群緑群	第1類：魚，肉，卵，大豆	1群：卵，牛・乳製品
					第2類：牛乳，乳製品，骨ごと食べられる魚	2群：魚介，肉，豆・豆製品
					第3類：緑黄色野菜	
					第4類：その他の野菜，果物	3群：野菜，いも

■ 第5章 食べ物（食品）と薬

◆**加熱調理法**　ゆでる，煮る，蒸す，焼く，炒める，揚げるなどの種類がありますが，献立を作成する場合は，調理法も片寄らないように組み合わせます。

5 食べ物（食品）と薬

薬が生体に及ぼす作用を**薬理作用**といいます。病気の治療や予防を目的として利用される薬理作用を**主作用**，治療に不要な作用を**副作用**，薬物によって生じる好ましくない作用を**有害作用**としています。薬理作用には，年齢・性差・体重・遺伝的要因などさまざまな因子によって個人差があります。対象者の服薬状況の観察や確認，多職種との連携による情報の共有が必要です。なお，経口薬の**服薬時間**は薬剤の特性に合わせて決められており，遵守する必要があります。

表5-10　服薬時間の指示

食　前	食事前 30 分以内（空腹の状態）
食直前	食事のすぐ前（食事をはじめるとき）
食　後	食後 30 分以内
食直後	食事のすぐ後
食　間	食事と食事の中間のことで，食後約 2 時間すぎた空腹の状態のとき
就寝前	寝る直前か約 30 分前
頓　服	「痛いとき」，「熱が出たとき」などの症状があるとき必要に応じ服用

出典）渡邊泰秀ほか編集：コメディカルのための薬理学〔第3版〕，朝倉書店，2018 より作成。

■ 1）食べ物と薬の相互作用

食べ物と薬は，飲み合わせ・食べ合わせによって，互いに作用を増強あるいは低下させる相互作用が起こる場合があります。

（1）グレープフルーツジュース

グレープフルーツジュース（果汁エキス）に含まれる物質は，小腸での薬物代謝を阻害します。**降圧薬**のカルシウム拮抗薬との飲み合わせにより血中濃度が上昇し，低血圧・頭痛・ふらつきなどの症状を引き起こすことがあります。脂質異常症治療薬，睡眠鎮静薬や精神神経薬などとの相互作用も報告されています。

（2）納豆，クロレラ，青汁

納豆，クロレラや青汁に多く含まれる**ビタミンK**は，抗血栓薬の**ワルファリン**（血液を固まりにくくし，血栓形成の予防作用を示します）の効果を弱めます。ビタミンKを多く含む緑黄色野菜は一度に大量摂取しないことが望ましいとされています。

（3）コーヒー，紅茶，緑茶

　コーヒー，紅茶 や 緑茶に含まれるタンニンは鉄と結合して吸収を低下させますが，日常的な摂取量では貧血予防の治療薬（鉄を含有）のはたらきに影響を及ぼすことはほとんどありません。また，喘息治療薬や抗菌剤，咳止め，風邪薬の中にはカフェインを多く含む飲料と服用すると，薬やカフェインの作用が強くなり，悪心・不眠などの症状を起こすものがあります。

（4）牛乳・乳製品

　抗菌薬（合成抗菌薬，抗生物質製剤）の成分は牛乳のカルシウムと拮抗し，小腸からの吸収を阻害し作用を低下させます。また，一部の抗真菌薬や精神神経薬（睡眠鎮静薬）では薬剤の吸収が促進されて，作用が増強する場合があります。

　消化性潰瘍薬や骨粗鬆症薬の薬剤の中には，高カルシウム含有飲食物と同時に服用すると吸収を妨げられるものがあります。服薬後30分は摂取しないことや，大量に飲むことを避けるなどの注意が必要です。

　慢性便秘や常用性便秘治療薬の中には，牛乳と合わせて服用すると，腹痛・悪心・おう吐を引き起こし，期待する薬効が得られないものがあります。

（5）ハーブ類

　セントジョーンズワート（セイヨウオトギリ）は，抗うつや抗ストレス効果があるとされ，抽出物を含む商品がハーブティー等として販売されていますが，血液凝固防止薬（ワルファリンなど），気管支拡張薬（テオフィリンなど），抗てんかん剤（フェニトインなど），強心剤（ジゴキシンなど），抗HIV（ヒト免疫不全ウイルス）薬などの作用を弱める可能性のあることが報告されています。

　イチョウ葉エキスは，認知機能低下の改善作用を期待されていますが，血液凝固防止薬との併用により出血傾向が高まるおそれや，抗うつ薬との併用により昏睡状態となった例の報告があります。過剰摂取には注意が必要です。

（6）アルコール飲料

　アルコール飲料は，薬剤の吸収・代謝などの過程に影響し，薬剤の血中濃度が高まり，作用が増強し副作用や有害作用を発現させる危険性があります。また，アルコール自体にも中枢神経抑制作用があることから，精神神経薬などと併用すると作用が増強し副作用が強く表れる場合があります。そのほかにも，併用によってはアルコール分解抑制により不快な作用が増強する場合や，血管拡張作用によって起立性低血圧を起こしたり，湿疹が出るなどの危険性があります。

（7）タ バ コ

　喫煙は，気管支拡張薬（テオフィリン）や抗不整脈薬（フレカイニドなど）などの血中濃度を下げ，効き目を弱めます。インスリン利用では，タバコのニコチンの末梢

■ 第5章　食べ物（食品）と薬

血管収縮作用により，インスリンの必要量が増加します。服薬直後の喫煙は薬剤の効果を低下させ，疾病の治癒が遅れることにつながります。

■2）味覚・食欲・胃粘膜への影響

多剤服用や長期間の薬剤使用によって，からだへの影響が現れることがあります。

◆味覚への影響　　キレート作用* をもつ薬剤（降圧薬，利尿剤，抗パーキンソン薬，抗腫瘍薬，抗生物質など）を長期間服用すると，尿から亜鉛が排せつされ亜鉛不足となることで味覚障害が引き起こされます。また，薬の副作用の口腔乾燥によって唾液分泌量が低下し味覚障害が起こる場合もあります。

◆食欲への影響　　ステロイド剤や抗ヒスタミン剤は，副作用として食欲亢進作用があります。抗生物質，鉄剤，抗がん剤の中には，悪心・おう吐や食欲不振を起こしやすいものがあります。食欲低下を招く可能性のある主な原因薬剤を表5-11に示します。

表5-11　食欲低下にかかわる主な原因薬剤

・非ステロイド性抗炎症薬（NSAID）　・アスピリン　・緩下剤　・抗不安薬　・抗精神病薬
・パーキンソン病治療薬（抗コリン薬）　・選択的セロトニン再取り込み阻害薬（SSRI）
・コリンエステラーゼ阻害薬　・ビスホスホネート製剤（骨粗鬆症薬）
・ビグアナイド薬（2型糖尿病治療薬）

◆胃粘膜への影響　　非ステロイド性の消炎鎮痛解熱薬は，胃粘膜の合成力を低下させます。一般的に空腹時の薬の服用は，胃酸の分泌によって胃粘膜が荒れる原因となるため，多くの薬剤は食後の服用が指示されています。

■3）高齢者の服薬

日本老年医学会は，2015年11月に「高齢者の安全な薬物療法ガイドライン2015」を報告し，高齢者における薬物有害作用増加に関連する最も重要な項目として，薬物感受性の増大と多剤服用（服用薬剤数の増加）をあげています。高齢者は複数の疾患がある場合が多いことから薬の数が増えますが，処方される薬が6つ以上になると副作用（薬物有害事象）を起こす人の割合が増えることがわかっています。また，高齢者の場合，副作用が起こりやすいだけでなく重症化しやすいとの報告もあります。

ガイドラインでは，「特に慎重な投与を要する薬物のリスト」が示されています。

＊食品に含まれるクエン酸がミネラルを包み込んで結合し，鉄やミネラルを吸収しやすくするはたらき，ならびに，食品に含まれるキレート作用を起こす成分と有害金属イオンが結合し，体外に排せつされやすくするはたらきの2つをいう。

基本的に医師の利用を念頭に作成されていますが，処方について確認したい場合などにも参照可能です。福祉職についても，「ケアマネジャーなどの介護職も介護利用者の服薬内容とリストを照合することは可能だが，気になる点がある場合は必ず医師か薬剤師に相談していただきたい」と明記されています。

また，高齢者では薬剤により，ふらつき・転倒，記憶障害，せん妄，抑うつ，便秘，排尿・排便障害，食欲低下などの症候が現れることがあり，薬剤起因性老年症候群と呼ばれます。

6 食べ物（食品）の衛生と安全

安全で安心な食生活を送るためには，食中毒の予防や感染を拡大しないための方法の理解，調理や食品の保存・加工の過程での衛生管理の徹底，安全の確保を図るための知識・技術の習得に努める必要があります。

1）食中毒の防止と管理

食中毒は，原因となる細菌やウイルス，化学物質などに汚染された食品を摂取することによって引き起こされる下痢・おう吐・発熱などの健康被害の総称です。

（1）食中毒の病因物質

食中毒は，①微生物性食中毒，②自然毒による食中毒，③化学物質による食中毒，④アレルギー様食中毒に大別されます（図5-4）。

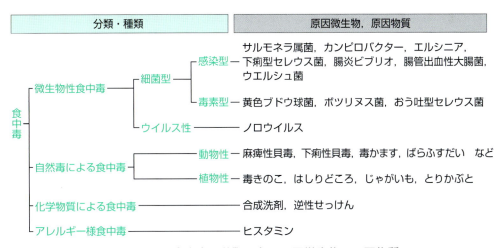

図5-4　食中毒の分類と主な原因微生物・原因物質

■ 第5章　食べ物（食品）と薬

表5−12　食中毒菌と主な原因食品

食中毒菌		主な原因食品
感染型	腸炎ビブリオ	魚介類（特に生食）
	サルモネラ属	鶏卵，食肉（特に鶏肉）
	腸管出血性大腸菌	多種の食品，井戸水
	カンピロバクター	食肉（特に鶏肉），飲料水
	ウエルシュ菌	食肉加熱調理品（カレー，シチュー　など）
毒素型	黄色ブドウ球菌	おにぎり，サンドイッチ　など
	セレウス菌	穀物加工品，チャーハン　など
	ボツリヌス菌	魚肉発酵食品，いずし　など

◆**微生物性食中毒**　　細菌やウイルスによるもので，わが国の食中毒の大半は微生物性食中毒です。サルモネラ属菌や腸管出血性大腸菌などの感染型は，食品とともに摂取された細菌が体内で産生する毒素によって発病します。黄色ブドウ球菌やボツリヌス菌などの毒素型は，毒素が産生された食品を食べることによって発病します。

　　特に腸管出血性大腸菌やボツリヌス菌は重症化して死亡する場合もあり，抵抗力の弱い子どもや高齢者には注意が必要です。

◆**自然毒による食中毒**　　動物性と植物性に分類されます。じゃがいもの芽や皮の緑色の箇所などに含まれるソラニンやチャコニンは腹痛や胃腸障害などの症状を引き起こします。毎年，フグや毒きのこによる食中毒で死者が出ています。

（2）食中毒の発生状況

　　食中毒の原因食品は，例年「魚介類」が最も多く，2018年には総事件数の31.1％を占めています。一方，「その他」（複合汚染によって単体の食品の特定に至らなかったもの）が36.7％を占め，原因食品の特定が難しいことがわかります。

　　原因物質別の患者数では，ノロウイルスによる患者が最も多く，2018年では総患者数の49.0％であり，病因物質の中で突出しています。発生状況は年によって異なりますが，一般的に夏場は細菌による食中毒の発生が多く，近年では，温暖化の影響から5月から急激に増加し9月あたりまで頻繁に発生しています。冬はノロウイルスによる食中毒が流行する傾向があります。月別食中毒発生状況では，2018年の事件数は4〜9月が多く，患者数は3月と12月が2,000人近くになっています。例年，12〜3月の食中毒はウイルスによるものが大半を占め，そのほとんどはノロウイルスを原因とするものです。

6 食べ物（食品）の衛生と安全

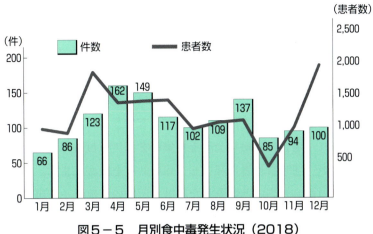

図5-5　月別食中毒発生状況（2018）

出典）厚生労働省：平成30年月別食中毒発生状況。

厚生労働省は「ノロウイルスに関するQ&A」（最終改定2018年5月31日）を作成し，正しい知識と予防対策等についての理解・普及を図っています。

（3）食中毒の予防と管理体制

　食中毒予防の基本は，食中毒菌を"付けない""増やさない""やっつける"の3原則の遵守です。新鮮な食材を信頼のおける販売店を通して購入し，食品を介した二次汚染の防止にも注意します。入手した食材は速やかに調理すること，できあがった料理は速やかに喫食すること，保存する場合には適正温度を守ることが必要です。多くの食中毒は喫食直前に十分な加熱をすることによって防ぐことができます（表5-13）。

　また，福祉施設等の管理者は，調理員の健康管理と衛生教育の実施，衛生的な調理場の整備などについて，危機管理の一環として日ごろから配慮することが必要です。

表5-13　食中毒を防ぐ6つのポイント

①買うとき：生鮮食品は新鮮なものを買い，早く持ち帰る。
②保存するとき：持ち帰った肉，魚，野菜などは別々に，すぐに冷蔵庫や冷凍庫に入れ，早めに食べてしまう。冷蔵庫や冷凍庫への詰め過ぎには注意する。
③下準備するとき：調理や食事の前には石けんなどで手をよく洗う。調理器具は清潔にし，なるべく加熱消毒する。肉，魚，野菜などは別々に洗う。
④調理するとき：十分に加熱する。目安は中心部の温度が75℃以上を1分以上。
⑤食べるとき：調理したらすぐに食べ，室温で長く放置しない。
⑥残ったとき：清潔な食器で保存する。

■ 第5章　食べ物（食品）と薬

（4）食中毒・感染症発生時の対応

食中毒や感染症等の発生時には迅速で適切な対応が求められます。

◆速やかな受診　　食中毒・感染症が疑われる症状の訴えがある対象者に対しては，施設内もしくは医療機関での速やかな受診を手配します。

◆状況の把握と対応体制，報告　　施設の職員らは状況把握を行い，速やかに管理者に報告し，管理者は適切な指示を出し，情報が共有できる体制を整え，食中毒・感染症の発生が確認された場合には対策会議を招集します。職員らは，人数や症状などの状況がわかりしだい，随時管理者に報告し情報の共有を徹底します。管理者は，状況調査の結果，発症の疑いが高いと判断した段階で所轄の保健所や市町村の関係部局に報告し，指示を受け，原因の究明と二次的な感染拡大の防止にも努めます。

◆食中毒・感染症であると確定した場合　　保健所の立ち入り調査が行われます。その際，原因究明のためにさまざまな書類の提出が求められます。調理室では，食品衛生監視員によって調理員の手指や調理室内の拭き取り検査，調理員の健康状態調査や書類の確認等が行われます。調理室は，立ち入り検査にあたって2週間分の保存食と献立表，食数，喫食者名簿，食品納入業者一覧，発注書（納品書），調理室内の衛生管理関係帳票，給食業務従事者の検便結果記録など，原因究明のために必要な書類等を準備しておく必要があります。

保健所による最終見解の公表後は，給食業務の停止命令や給食施設の消毒の実施など，保健所の指導にしたがいます。給食業務停止命令が下された場合には，代替食の手配や，配膳業務の人員確保などの対応が必要になります。管理者は，再発防止策の検討，職員教育の計画・実施等を行います。

なお，食中毒患者（疑いを含む）を診察した医師は，24時間以内に文書，電話または口頭によって最寄りの保健所長に届け出ることが義務づけられています（『食品衛生法』第58条，『食品衛生法施行規則』第72条）。

なお，2005年には，社会福祉施設に対し「社会福祉施設等における感染症等発生時に係る報告について」が通知されています。

■2）食べ物（食品）の安全性

（1）食品の安全性をめぐる問題とその対策

食品の生産や流通は多様化・複雑化しています。今日では，世界中からもたらされるさまざまな食品を日々食べることができます。こうした中で，食品の安全性を確保することは，健康を守るために重要で，高い関心がもたれています。厚生労働省や消費者庁では，最新の科学的知見に基づき，消費者や生産者，食品関連事業者など幅広い関係者と情報を共有しながら，さまざまな施策を展開しています。以下に主な課題

■ *78*

6 食べ物（食品）の衛生と安全 ■

とその対策を記します。

◆有害微生物　食品を細菌やウイルスなどの有害微生物で汚染されないようにします。

◆放射性物質を含む食品　放射性物質のモニタリングを実施します。

◆残留農薬　農薬は化学薬品であることが多く，ヒトの健康に影響を及ぼすこともありますので，厚生労働省によって残留基準が設けられています。

◆食品添加物　食品に使用することができる添加物は決められており，成分基準や使用基準などが設けられています。

◆食物アレルギー　食物アレルギーを引き起こす食品は 27 種類設定されています。そのうちの 7 種類（卵，乳，小麦，落花生，えび，そば，かに）は発生事例数の多さや発症時の重篤度から，消費者庁より表示が義務づけられています（表5-14）。

表5-14　アレルギー表示と特定原材料

	特定原材料等の名称	理　由	表示の義務
府令	卵，乳，小麦，落花生，えび，そば，かに	特に発症数，重篤度から勘案して表示する必要性の高いもの。	表示義務
通知	いくら，キウイフルーツ，くるみ，大豆，カシューナッツ，バナナ，やまいも，もも，りんご，さば，ごま，さけ，いか，鶏肉，ゼラチン，豚肉，オレンジ，牛肉，あわび，まつたけ	症例数や重篤な症状を呈する者の数が継続して相当数みられるが，特定原材料に比べると少ないもの。特定原材料とするか否かについては，今後，引き続き調査を行うことが必要。	表示を奨励（任意表示）

＊特定原材料等の名称は，平成 26-27 年全国実態調査における発症数の多い順に記載。

◆輸入食品　厚生労働省は各地の検疫所で輸入食品監視指導計画に基づき，輸入される食品が食品衛生法に適合しているかを確認しています。牛海綿状脳症（BSE）では，輸入措置に規制を設けています。

◆健康食品　消費者庁では，製造段階から販売段階，健康被害情報の収集・処理にわたる幅広い取り組みを行っています。

◆遺伝子組換え食品　遺伝子組換え技術によって組み込まれた遺伝子がどのようにはたらくのか，有害な成分ができていないかなどを確認し，総合的に審査しています。

◆器具・容器包装など　規格および基準を定め，規格に合わない原材料の使用や基準に合わない方法による製造などを禁止しています。

（2）食品表示

2015 年 4 月に食品表示法が施行され，消費者がわかりやすい食品表示制度がはじまりました。食品表示は，食品の内容を正しく理解したうえで選択し，適正に使用するために必要な情報源です。

79 ■

第6章 ライフステージの特徴

　食べ盛りの思春期の子どもがいる時期と子育てを終えた熟年夫婦二人だけの時期とでは，食事についての考え方や献立が違っているはずです。障害のある人や高齢者の栄養ケアを行う際にも，基本となる，乳児〜老年期の一般的な身体的・栄養的特徴を知っておくことは大切です。ここでは，各ライフステージの特徴と，その特徴を踏まえた食事例を紹介します。

1 ヒトの成長・発達と加齢

1）ライフサイクル

　ライフサイクルは，受精で始まり胎児期を経て出生し，老年期に至る人の生涯のことをいいます。ライフステージは年齢によって分けられます。胎児期は受胎後約40週間，新生児期は生後1か月，乳児期は生まれてから1歳未満，幼児期は満1歳から小学校就学まで，学童期は6〜12歳までの小学生の期間，思春期は10歳ごろ〜18歳ごろまで，成人期は思春期後から64歳まで，更年期は閉経前後の約10年間，老年期は65歳以上です。ライフサイクルの時間経過にともなう過程を加齢といい，成人期以降の退行的変化が進む過程を老化といいます。老化は遺伝的な要因に加えて環境的な影響を受けると考えられています。また，老化の進行度には個人差があります。

2）成長・発達にともなう心とからだの変化と栄養

　成長とは，身長・体重などが時間経過とともに増加する過程をいいます。発達とは，精神発達や運動機能などの機能を獲得する過程をいいます。

（1）発　育

　乳児・幼児・学童・思春期，それぞれのライフステージにおいて成長速度は異なりますし，個人差も認められます。スキャモンの発育曲線は，20歳時の発育状態を100％として各年齢における発育量の比率を4つの型で示しています（図6-1）。一般型（身長・体重・骨格・筋肉・内臓など）は乳児・幼児期と思春期に急激に増加します。神経型（脊髄・脳・視覚など）は乳幼児期に急激な増加を示し，比較的早い年齢で

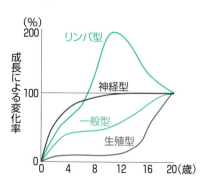

図6-1　スキャモンの発育曲線
（1928年）

成人レベルに達します。リンパ型（胸腺・リンパ節・扁桃など）は学童期に成人の約2倍に増大し，その後退縮します。生殖型（睾丸・卵巣・子宮など）は思春期以降に発育が進みます。

（2）体組成

体水分量は乳幼児期が約70〜80％，成人期は約55〜60％です。体内水分は細胞外液と細胞内液に分けられ，その割合はライフステージによって変化します。新生児の細胞外液は細胞内液より多いのが特徴です。体脂肪量もライフステージで変化します。生後4〜5か月ごろから1歳にかけて男女とも増加し，その後，5〜6歳まで減少し，8〜9歳ごろからゆっくり増加します。そして，女子は思春期に急増します。男子は10歳を過ぎたころから再び減り，思春期が終わると増加します。

（3）消化と吸収

消化・吸収にかかわる機能の多くは出生時にある程度形成されています。歯は生後6か月ごろから生え始め3歳ごろまでには乳歯が生えそろい，咀しゃく機能が完成します。唾液腺の成熟で徐々に唾液の分泌量も多くなり，1歳児では1日50〜150 mL，学童では500 mL，成人では1〜1.5 Lです。胃は年齢とともに容積が増加します。消化液の量や消化酵素活性は出生時には未熟ですが，成長とともに発達します。

（4）運動・知能・言語・精神・社会性の発達

乳幼児期は，感覚・神経系，運動機能が生涯で最も著しく発達します。運動機能は頭部から下肢へ，体幹（首・肩・腰）から末梢（腕・手・指）へと発達します。また，粗大運動（座る・歩く・走るなど）から微細運動（物をつかむなどの手先の細かい協調運動）へと進みます。知能は成長による経験の増加にともない発達し，特に5歳以降は急激に発達します。言語は最初は意味をもたない発音が，脳の発達にともない少しずつ要求などを表す言葉となります。およそ1〜1歳半の間に単語の発話がみられます。2歳ごろには2語文が作れるようになり，その後，表現が豊かとなり5歳ごろには普通の会話ができるようになります。自我は2〜3歳で目立ち始め，4〜5歳ごろになると社会性も培われ，我慢ができるようになり仲間との遊びも可能となります。

（5）栄養・食生活

出生後の栄養補給は乳汁摂取から始まります。その後，食べ物を咀しゃくし嚥下するといった一連の動きを少しずつ獲得します。生後5〜6か月ごろから離乳食が始まり12〜18か月ごろで離乳が完了し，3〜5歳ごろには大人とほぼ同じ食事形態になります。食生活の基礎を作るのは幼児・学童期です。思春期は急速な発育や活動を考慮した食事が必要になります。成人期は不規則な生活習慣やストレスなどによる食習慣の悪化，エネルギー・栄養素の過不足が生活習慣病の発症につながります。

■ 第6章 ライフステージの特徴

2 乳児・幼児期の特徴

1）乳児期の身体的・栄養的特徴

一生の中で最も発育・成長が著しい時期です。摂食機能は，乳汁を吸うことから，形のある食べものをかみつぶして飲み込むことができるようになるので，栄養補給法は，乳汁栄養から離乳食へと移行します。

（1）身体発育

生後3か月で身長は出生時の約1.25倍，体重は約2倍になります。発育の目安としてカウプ指数と乳児の身体発育曲線を用います。発育には個人差があるので，おおむね発育曲線に沿って成長していれば心配はいりません。

生後3〜4か月で首がすわり，6〜7か月で寝返りができるようになります。また，3〜4か月で周囲の声に振り向くことができるようになります。

（2）乳汁栄養

生後5か月ごろまでは母乳から栄養をとることが望ましいとされています。特に初乳（分娩後4〜5日に分泌）には，免疫グロブリンやラクトフェリンなどの感染防御物質が多く含まれています。

母乳不足や母親の就業などで母乳栄養が難しい場合は人工乳を与えます。市販されている人工乳は，組成を母乳に近づけるよう開発されています。

（3）離 乳 食

生後5か月ごろから始まる離乳食は，つぶし粥を1日1回1さじずつから始めます。慣れてきたら，すりつぶした野菜・つぶした豆腐・白身魚へと食事内容を広げていきます。その際，母乳（あるいは人工乳）は，乳児が飲みたいだけ与えます。

7〜8か月ごろになると，いろいろな味や舌ざわりを楽しめるよう食品の種類を増やしていきます。9か月からは，家族とともにする食事を通じて食の楽しい体験を積み重ねます。

離乳の進み方には個人差があります。焦らず，子どものペースで進めることが大切です。乳児期には水分補給も大切です。不足しないように気をつけます。

表6－1　1日に必要なエネルギー量と主な栄養素：乳児期

身体活動レベル　ふつう	0〜5（月）		6〜8（月）		9〜11（月）	
	男児	女児	男児	女児	男児	女児
推定エネルギー必要量（kcal）	550	500	650	600	700	650
たんぱく質【目安量】（g）	10		15		25	
脂肪エネルギー比率【目安量】（%エネルギー）	50		40		40	

出典）厚生労働省：日本人の食事摂取基準（2015年版）策定検討会報告書，2014。

■2）幼児期の身体的・栄養的特徴

基本的な生活習慣を獲得し，生涯にわたる健康な心身の発達を目指します。乳児期から始まった離乳食が完了期となり幼児食へと移行します。

（1）身体発育

乳児期に比べると増加度は穏やかですが，身長は1歳で出生時の約1.5倍，4歳で約2倍になります。体重は1歳で出生時の約3倍，4歳で約5倍になります。

（2）運動機能・精神機能

ひとり歩きができるようになり，言語・情緒・知能・社会性が著しく発達し，自己主張が始まります。

（3）基本的な生活習慣の形成

食事・排せつ・睡眠などの生活習慣の基礎を形成する時期です。特に食事は，食べさせてもらう食事から自分でスプーン・はしなどを使って食べる食の自立が始まります。この時期には，よくかんで食べることが大切です。かむことは，歯の健康，あごの発達にもよい影響を与えます。また，将来，健全な食生活を実現できるよう3歳からは食育を進めます。

（4）間　　食

1日3回の食事で満たすことができないエネルギーと栄養素は間食で補給します。間食には，楽しみや気分を高めるなどの重要な役割があります。しかし，間食回数が多い，甘い物を多く食べるなどは虫歯（う歯）の発生率を高めます。乳歯の虫歯は，永久歯にも影響しますので注意が必要です。

（5）少食・偏食

神経質にならず柔軟な対応が必要です。活動量を増やして空腹にする，調理法を変えるなどの工夫を行い，食事を見直します。

（6）過体重・肥満

心身の発育が盛んなこの時期は，エネルギー制限よりも生活習慣を見直します。運動量を増やす，菓子の摂取を控えるなどの工夫をします。カルシウム・鉄の不足に注意する一方，リンのとり過ぎに注意します。

表6−2　1日に必要なエネルギー量と主な栄養素：幼児期

身体活動レベル　ふつう	1～2歳		3～5歳	
	男児	女児	男児	女児
推定エネルギー必要量（kcal）	950	900	1,300	1,250
たんぱく質【推奨量】（g）	20		25	
脂肪エネルギー比率【目標量】（%エネルギー）	20～30		20～30	

出典）厚生労働省：日本人の食事摂取基準（2015年版）策定検討会報告書，2014。

■ 第6章　ライフステージの特徴

■ 1日の食事例 ■

3～5歳の幼児の食事例です。不足しやすいカルシウムをしっかりとることができ，よくかんで食べること，精神的な満足を得て"楽しく食べる心"を目指す献立です。

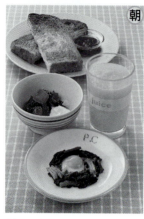
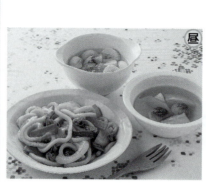
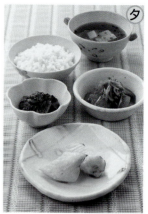

[朝　食]
トースト：食パン50 g・いちごジャム15 g
うずらの巣ごもりたまご：うずら卵20 g（1個）・ほうれんそう25 g・オリーブ油2 g・トマトケチャップ3 g
菜の花とトマトのサラダ：トマト20 g・菜の花20 g・マヨネーズ10 g
ミックスジュース：りんご70 g・オレンジ70 g・水30～50 g・砂糖10 g

[昼　食]
あさりの焼うどん：ゆでうどん100 g・にんじん10 g・玉ねぎ20 g・ピーマン5 g・あさり水煮（缶詰）20 g・なたね油3 g・しょうゆ3 g・みりん1 g
めキャベツとかぶのスープ煮：めキャベツ20 g・かぶ30 g・水150 g・固形コンソメ1 g
フルーツ白玉：白玉粉20 g・みかん30 g・バナナ30 g・キウイ5 g・砂糖12 g・水50 g

[間　食]
かぼちゃの茶巾しぼり：かぼちゃ50 g・干しぶどう2 g・アーモンド（無塩）2 g・砂糖3 g・スキムミルク5 g・水40 g
牛乳：150 g

[夕　食]
ごはん：120 g
豆腐とねぎのスープ：木綿豆腐25 g・長ねぎ1 g・だし汁120 g・塩0.5 g・しょうゆ1 g
むつのみそ漬焼き：むつ30 g・西京みそ3 g・なたね油2 g
モロヘイヤの磯辺和え：モロヘイヤ50 g・のり0.2 g・めんつゆ5 g
野菜の炒め煮：だいこん40 g・だいこん（葉）10 g・にんじん10 g・さやえんどう5 g・生しいたけ5 g・なたね油2 g・だし汁10 g・砂糖1 g・しょうゆ3 g

◆食事例（朝・昼・夕の3食）によるエネルギー・栄養素等摂取量

エネルギー (kcal)	炭水化物 (%エネルギー)	脂質 (%エネルギー)	たんぱく質 (g)	食塩 (g)	カルシウム (mg)
1,344	63.5	23.8	42.7	4.2	610

◆3～5歳の食事摂取基準（身体活動レベル：ふつう）

エネルギー		炭水化物		脂質		たんぱく質*		食塩		カルシウム	
男児	女児	男児	女児	男児	女児	男児	女児	男児	女児	男児	女児
1,300	1,200	50～65 (57.5)		20～30 (25)		42～65	39～60	4.0未満	4.5未満	600	550

＊2020年版目標量（g/日）

3 学童・思春期の特徴

3 学童・思春期の特徴

1）学童期の身体的・栄養的特徴

　自己管理能力が確立する時期です。食品の選択などの適正な食習慣の形成，食事・睡眠・運動を中心とした良好な生活習慣を身につけることが大切です。

（1）身体発育

　身長・体重は，学童期前半は穏やかな増加を示しますが，学童期後半から思春期にかけて急速に発育します（発育急進期）。ピーク時には，年間で身長は6〜7cm伸び，体重は5kg前後増加します。

（2）運動機能・精神機能

　筋力・持久力が向上します。しっかりからだを動かすことが大切です。脳・神経系の発育はほぼ完成し，個が主体であった行動から集団での行動ができるようになります。また，高学年では論理的な思考ができるようになります。

（3）適正な食習慣の形成

　各栄養素の必要量が増加します。朝食の欠食は集中力・体力の低下につながります。夕食が遅い，睡眠時間が短いなどの夜型の生活習慣を見直すことが朝食摂取につながります。

　また，乳歯から永久歯に生え変わり，咀しゃく力が高まります。虫歯の罹患率が高くなるこの時期は，特に間食の内容・頻度に注意が必要です。

（4）肥　　満

　家族の食生活は子どもの食生活に直結します。不規則な食生活（間食が多い，夕食が遅い，油料理が多い，清涼飲料水の摂取が多いなど）は生活習慣病（高血圧，糖尿病，脂質異常症，肥満など）につながるため家族みんなで改善していきます。たんぱく質，カルシウム，鉄，ビタミン類の不足に注意し，糖質・食塩のとり過ぎに注意します。

表6−3　1日に必要なエネルギー量と主な栄養素：学童期

身体活動レベル　ふつう	6〜7歳		8〜9歳		10〜11歳	
	男子	女子	男子	女子	男子	女子
推定エネルギー必要量（kcal）	1,550	1,450	1,850	1,700	2,250	2,100
たんぱく質【推奨量】（g）	35	30	40		50	
脂肪エネルギー比率【目標量】（%エネルギー）	20〜30		20〜30		20〜30	

出典）厚生労働省：日本人の食事摂取基準（2015年版）策定検討会報告書，2014。

■ 第6章　ライフステージの特徴

■ 2）思春期の身体的・栄養的特徴

　学童期から成人期へと成長・発達する過程の時期です。身長・体重は乳児期に次いで急速に増加し，それにともないエネルギーや各栄養素の必要量も増大します。

（1）身体発育

　第二次性徴を迎え，男子は骨格筋の発達，声変わりが起こり，女子は初経を迎え，乳房が発達し女性らしい体型になります。

（2）精神発達

　親への依存から精神的自立へと移行する時期ですが，心身ともに過敏で不安定な時期でもあります。ストレスにさらされると拒食・過食などが現れることがあります。

（3）エネルギー・各栄養素必要量

　身体的成長に加えて身体活動が活発になるため，必要エネルギー量が生涯で最も多くなります。また，各栄養素の必要量も増大します。

（4）最大骨量（ピークボーンマス）

　骨量は20歳ごろまでに最も増加します。骨粗鬆症予防のためにカルシウムをしっかりとることが大切です。また，過剰なリンの摂取は骨量減少につながるので，添加物としてリンを含む加工食品の過剰摂取に気をつけます。

（5）貧血予防

　この時期の貧血のほとんどが鉄欠乏性貧血です。急激な身体発育，第二次性徴などにより鉄の必要量が増加します。女子では生理によって鉄の損失が多くなります。鉄分を多く含む食品（魚，肉，レバー，あさり，ほうれんそう，こまつな等），鉄の吸収率を高めるビタミンCを多く含む食品（野菜，果物）の摂取が大切です。

（6）生活リズム

　部活動や塾通いなどで夜型に生活が変化しやすい時期です。近年ではゲームやSNSの利用による生活リズムの変化も課題とされています。夜型生活は，睡眠不足，朝食欠食につながり生活習慣病の発症に影響します。からだが成長する大切な時期なので生活リズムを整えることが大切です。たんぱく質・ビタミン類・カルシウム・鉄の不足に注意する一方，糖質・脂質のとり過ぎに注意します。

表6－4　1日に必要なエネルギー量と主な栄養素：思春期

身体活動レベル　ふつう	12～14歳		15～17歳	
	男性	女性	男性	女性
推定エネルギー必要量（kcal）	2,600	2,400	2,850	2,300
たんぱく質【推奨量】（g）	60	55	60	55
脂肪エネルギー比率【目標量】（%エネルギー）	20～30		20～30	

出典）厚生労働省：日本人の食事摂取基準（2015年版）策定検討会報告書，2014。

■ 86

3 学童・思春期の特徴

■ 1日の食事例 ■

中学生に向けた食事例です。身体活動が高まる時期ですから、朝・昼・夕の3食をきちんと食べることが大切です。

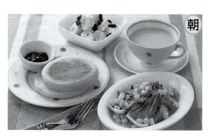
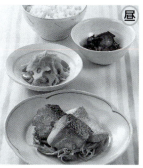
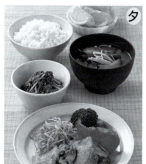

[朝　食]
イングリッシュマフィン：イングリッシュマフィン60 g・ブルーベリージャム15 g
ハムと野菜の炒め物：ロースハム30 g・小松菜60 g・油2 g・塩0.3 g・こしょう（少々）・スィートコーン（冷凍）15 g
カッテージチーズのフルーツ和え：カッテージチーズ15 g・レモン汁15 g・バナナ50 g・パインアップル（缶）30 g・干しぶどう10 g・くるみ15 g
ミルクティ：紅茶70 g・牛乳100 g・砂糖4 g

[昼　食]
ごはん：250 g
さけの焼き南蛮：さけ（生）70 g・酒3 g・油3 g・長ねぎ10 g・ピーマン5 g・たまねぎ10 g・しょうゆ5 g・酢5 g・砂糖2 g・だし汁5 g・酒5 g
切干だいこんの煮物：切干だいこん10 g・れんこん10 g・油あげ10 g・あさり（缶）8 g・にんじん10 g・油3 g・だし汁50 g・しょうゆ3 g・砂糖1.5 g
きゅうりとわかめの酢の物：きゅうり40 g・カットわかめ2 g・酢8 g・しょうゆ1.5 g・だし汁2.5 g・砂糖1.5 g

[夕　食]
ごはん：250 g
なすとえのきのみそ汁：なす25 g・えのきだけ20 g・さやいんげん20 g・だし汁120 g・みそ8 g・ごま油3 g
豚肉のしょうが焼き：豚肉（ロース）70 g［しょうが5 g・しょうゆ5 g・みりん4 g］・油3 g　ブロッコリー40 g・トマト40 g・レタス20 g
しゅんぎくのごま和え：しゅんぎく70 g・にんじん10 g・生しいたけ20 g・ごま5 g・しょうゆ3 g・砂糖2 g・だし汁2 g
オレンジ：100 g

◆食事例（朝・昼・夕の3食）によるエネルギー・栄養素等摂取量

エネルギー (kcal)	炭水化物 (%エネルギー)	脂質 (%エネルギー)	たんぱく質 (g)	食塩 (g)	鉄 (mg)
2,193	56.7	28.7	80.5	7.0	12.1

◆12～14歳の食事摂取基準（身体活動レベル：ふつう）

エネルギー		炭水化物		脂質		たんぱく質*		食塩		鉄	
男性	女性	男性	女性	男性	女性	男性	女性	男性	女性	男性	女性
2,600	2,400	50～65 (57.5)		20～30 (25)		85～130	78～120	6.0未満	7.0未満	11.5	14.0

＊2020年版目標量（g/日）

■ 第6章　ライフステージの特徴

4　成人・更年期の特徴

■ 1）成人期の身体的・栄養的特徴

　青年・壮年・実年期に分けられ，一生の中で最も充実した時期です。進学・就職・結婚・子育てなどによる生活環境の変化が食生活に影響を与えるため，食を基本とした健康管理，特に生活習慣病の予防がその後の健康維持・増進につながります。

（1）身体機能

　青年期は身体能力が高く，有病率・死亡率は低いステージです。40歳を過ぎると筋肉量の減少により基礎代謝量が低下します。そのため，青年期と同じ食事をしていると体重・体脂肪率・BMI が増加します。

（2）生活習慣病予防

　40歳以降は，慢性的な運動不足やエネルギー・脂質の過剰摂取が生活習慣病の発症リスクを高めます。生活習慣病は，無自覚・無症状で進行しますが，偏食・過食・朝食欠食・多量飲酒・喫煙・運動不足・睡眠不足などの生活習慣の改善によって発症や重症化を抑制できます。外食の機会や中食の利用が増える時期のため，栄養成分表示を活用してエネルギー・動物性の脂質・食塩のとり過ぎに注意し，食を自己管理することが大切です。

（3）メタボリックシンドローム

　内臓脂肪の蓄積（ウエスト周囲長：男性85 cm，女性90 cm 以上）と脂質異常症・高血圧・高血糖などの症状が合併すると，脳梗塞・心筋梗塞などの動脈硬化性疾患の発症リスクを高めます。

（4）飲酒・喫煙

　成人期は飲酒の開始時期です。飲酒は食欲を高めるためエネルギーの過剰摂取や偏食が心配されます。適量飲酒（純アルコール換算で20 g 程度/日）にすることや休肝日を設けることが大切です。喫煙は，糖尿病・がん・慢性閉塞性肺疾患はじめさまざまな疾患の危険因子です。受動喫煙による健康被害もありますので禁煙が基本です。

表6−5　1日に必要なエネルギー量と主な栄養素：成人期

身体活動レベル　ふつう	18〜29歳		30〜49歳		50〜69歳	
	男性	女性	男性	女性	男性	女性
推定エネルギー必要量（kcal）	2,650	1,950	2,650	2,000	2,450	1,900
たんぱく質【推奨量】（g）	60	50	60	50	60	50
脂肪エネルギー比率【目標量】（%エネルギー）	20〜30		20〜30		20〜30	

出典）厚生労働省：日本人の食事摂取基準（2015年版）策定検討会報告書，2014。

■ 2）更年期の身体的・栄養的特徴

生殖期から非生殖期への移行期で，女性では保たれていたホルモンバランスが崩れ心身の不調が生じやすく，更年期障害の軽減と生活習慣病の予防が大切です。

（1）身体的変化

女性ホルモンの分泌が低下し月経不順，無月経となります。自律神経の変化で動悸・異常発汗・のぼせ・冷え・不眠・不安などの不快な症状が認められ，これを更年期障害といいます。この時期の健康維持には，子どもの独立・親の介護・死別など社会・心理的な要因も影響します。

更年期障害の症状は個人差が大きく，ホルモン補充療法などが必要な重症なケースもありますが，症状が出ないケースもあります。更年期障害の軽減には，イソフラボンを含む大豆や大豆製品の摂取が勧められています。イソフラボンは体内に入ると女性ホルモン（エストロゲン）と同じような作用をします。

（2）脂質異常症

エストロゲンの低下は脂質代謝にも影響し，脂質異常症の発症リスクを高めます。コレステロールや動物性の脂質を多く含む食品のとり過ぎに注意します。魚に含まれる*n*-3系多価不飽和脂肪酸の摂取が勧められています。

（3）骨粗鬆症

女性ではエストロゲンの低下により，骨吸収と骨形成のバランスが崩れ骨粗鬆症の発症リスクが高まります。骨粗鬆症を防ぐには，カルシウムの含まれている食品，カルシウムの吸収を高めるビタミンD，骨の形成に関与するビタミンKが含まれる食品をとることが大切です。また，適度な運動と日光浴は骨粗鬆症の予防に役立ちます。

（4）生活習慣病予防

基礎代謝量の低下に伴って体脂肪や内臓脂肪が蓄積し，体重増加を招きます。定期的に健康診断を受けることで，肥満をはじめとした生活習慣病の予防となり，その後の健康につながります。脂質・糖質・食塩のとり過ぎに注意します。

表6－6　1日に必要なエネルギー量と主な栄養素：更年期

身体活動レベル　ふつう	40～49歳	50～59歳
推定エネルギー必要量（kcal）	2,000	1,900
たんぱく質【推奨量】（g）	50	50
脂肪エネルギー比率【目標量】(%エネルギー)	20～30	20～30

出典）厚生労働省：日本人の食事摂取基準（2015年版）策定検討会報告書，2014.

■ 第6章 ライフステージの特徴

■ 1日の食事例 ■

青年期の食事例です。1日3食の食事リズムから健康的な生活習慣を作りましょう。簡単な料理で朝食欠食を防ぎます。

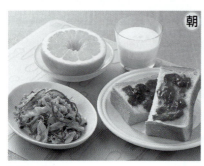
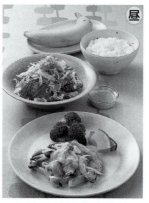
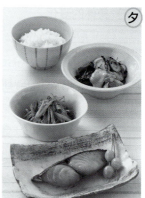

[朝　食]
トースト：食パン90g・バター5g・いちごジャム25g
野菜ソテー：キャベツ60g・ピーマン30g・にんじん10g・オリーブ油3g・塩1g・こしょう（少々）・卵25g
グレープフルーツ：100g
ヨーグルト（加糖）：150g

[昼　食]
ごはん：250g
豚肉のきのこソース：豚肉（もも）60g［塩0.2g・こしょう（少々）・小麦粉5g］・油3g　たまねぎ30g・しめじ20g・白ワイン5g・牛乳40g・バター3g・塩0.3g・こしょう（少々）　かぼちゃ（西洋）20g・ブロッコリー30g・チーズ10g
はくさいとちりめんサラダ：はくさい40g・みかん（缶）30g・みずな10g・レタス10g・ちりめんじゃこ2g・油1g・サウザンドレッシング15g
バナナ：100g

[夕　食]
ごはん：250g
さわらの照り焼き：さわら60g［砂糖1.5g・みりん1.5g・酒1g・しょうゆ4g］・しょうが2.5g・ぎんなん20g（3個）・油3g
きんぴら煮：ごぼう40g・牛肉（もも）15g・いりごま1g・しょうゆ5g・砂糖3g・みりん1g　油4g
あさりのからしみそ和え：あさり（むき身）10g・きゅうり50g・カットわかめ1g・西京みそ5g　だし汁5g・からし1g・芽じそ（少々）

◆食事例（朝・昼・夕の3食）によるエネルギー・栄養素等摂取量

エネルギー (kcal)	炭水化物 (%エネルギー)	脂質 (%エネルギー)	たんぱく質 (g)	食塩 (g)	ビタミンB₁ (mg)
2,165	65.3	21.1	73.4	6.5	1.3

◆ 18～29歳の食事摂取基準（身体活動レベル：ふつう）

エネルギー		炭水化物		脂質		たんぱく質*		食塩		ビタミンB₁	
男性	女性	男性	女性	男性	女性	男性	女性	男性	女性	男性	女性
2,650	1,950	50～65 (57.5)		20～30 (25)		86～133	65～100	8.0未満	7.0未満	1.4	1.1

＊2020年版目標量（g/日）

5 老年期・要介護者の特徴

1) 老年期の身体的・栄養的特徴

　心身の機能が衰える時期ですが，機能低下の程度と健康状態の個人差が大きいのが特徴です。栄養状態は，食事・排せつ・着脱・入浴・整容といったADLに影響します。健康寿命の延伸にはバランスのよい食生活が大切です。

(1) 身体的変化，心理的特徴

◆**体組成**　　加齢にともない体内水分が徐々に減り，特に細胞内液量が減少し，ほとんどの臓器で重量が減少します。腎臓や脳は徐々に，肝臓や筋肉は顕著に減少します。

◆**五感の変化**

　視　覚：焦点を合わせる，暗順応（光に対する調節）などの機能が低下するとともに老眼や白内障が起こりやすくなります。室内を明るくして段差のない居住空間にします。

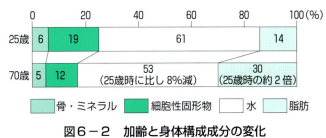

図6-2　加齢と身体構成成分の変化
(Sullivan,D.H.,2001)

　聴　覚：老人性難聴が起こります。高音（高周波；5〜6キロヘルツ）や小さい音は聴き取りにくくなり，大きな音はうるさく感じます。耳のそばでゆっくりと区切って話をし，補聴器などの装着を勧めます。

　嗅　覚：匂いを感じる感覚が鈍くなり食欲低下を生じます。暖かい料理，香ばしい料理，柑橘系の材料などで食欲をうながします。

　味　覚：味を感じる舌の細胞数の減少により味を感じにくくなって濃い味つけを好むようになり，高血糖や高血圧を助長します。新鮮な素材や香辛料を使うことで糖質や食塩の摂取過多を防ぎます。

　皮膚の感覚：皮膚の温度感覚が低下し，外気温度が高くてもそれが感じられずにいるため熱中症になりやすくなります。

◆**臓器の機能低下**　　骨格筋，腎臓，循環器系，呼吸器系，脳・神経系，免疫系で機能低下が顕著で，その結果，予備力・免疫力・回復力などに影響します。栄養状態の不良が加わると免疫能の低下に拍車がかかります。

◆**消化・吸収**　　歯の欠損や唾液分泌の減少によって咀しゃく機能が低下し，また，嚥下力が低下します。消化管粘膜の萎縮によって消化酵素の分泌量や活性が低下します。アミラーゼ・リパーゼ・トリプシンなどの消化酵素は，70歳ごろには20歳ごろ

■ 第6章　ライフステージの特徴

に比較して30〜70％の活性となります（図6-3）。下部食道括約筋の機能低下によって胃内容物が食道に逆流する胃食道逆流症を起こしやすくなり，繰り返すことで逆流性食道炎を発症します。

◆**運動機能**　加齢による筋肉量の減少は体力・移動能力の低下をはじめとするADLの低下につながります。QOLを維持するうえでも，ADLの維持・向上は重要です。

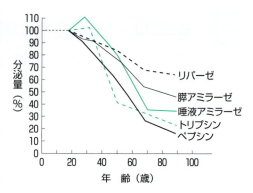

図6-3　消化酵素活性の加齢変化
（Meyer and Necheles）

◆**心理的変化**　勤め先・近隣・家族構成などの人間関係が変化します。老年期には，収入の減少などによる生活への不安，配偶者との死別，健康面への不安などから精神面で不安定になりやすくなります。

（2）食 生 活

◆**栄養状態**　老年期では，自立した元気な人から寝たきりの要介護状態の人まで，さまざまな健康状態が混在し，個人差が大きく，嚥下障害や食欲低下，精神的ストレス，経済的な問題などによって栄養状態は左右されます。食の支援には個別対応が重要です。食欲低下などで1回の食事で十分な量を食べることができない場合は少量頻回食とし，摂取量の増加を図ることが大切です。

◆**食生活**　食事中にむせる，口からこぼす，食べ物が口端に付着していてもわからずにいる，などで周囲に不快感を与えることがあります。テーブルにおしぼりや鏡などを用意しておくのもよいでしょう。むせる場合は，咀しゃくおよび嚥下機能の検査（VF検査など）を受けて，料理に適するとろみをつけたり，軟らかく調理するなどの工夫が必要です（巻末資料参照）。

　食事中は，自身で摂食が可能な場合は90度座位で，介助する場合30〜60度仰臥位が好ましい姿勢です。

表6-7　1日に必要なエネルギー量と主な栄養素：老年期

身体活動レベル　ふつう	70歳以上	
	男性	女性
推定エネルギー必要量（kcal）	2,200	1,750
たんぱく質【推奨量】（g）	60	50
脂肪エネルギー比率【目標量】（％エネルギー）	20〜30	

出典）厚生労働省：日本人の食事摂取基準（2015年版）策定検討会報告書，2014。

◆**便秘の予防**　　水分・食物繊維の摂取不足，運動不足，大腸の蠕動運動の低下によって便秘が起こりやすくなります。便秘は食欲低下にもつながるため，水分，食物繊維を含む食品の摂取が勧められます。

◆**食欲不振への対応**　　食事への関心の低下，買い物や調理の負担，心理的な要因やがん，消化器疾患などによって食欲不振になることがあります。食欲不振は低栄養につながります。対策として，からだを動かして空腹にすることや，人と一緒に食事をすること，食事の彩り・香りを活かすなど食欲を高める工夫が必要です。また，嗜好や咀しゃく・嚥下機能に応じた食形態を考慮します。

■ 2）要介護者の身体的・栄養的特徴

　要介護者とは，寝たきりや認知症などで常時介護を必要とする状態（要介護状態）にある人をいいます。要介護状態になる主な原因として，脳血管疾患，認知症，転倒，骨折，関節疾患などがあります。

　いずれも食生活が密接にかかわっています。要介護度が高くならないよう栄養状態を改善することが大切です。

（1）身体的変化

　ADL の低下によって常時介護が必要となります。複数の疾患を有し介護と同時に治療も必要な場合が多くあります。意思の疎通が困難な場合もありますので，周囲の人が日々の全身状況をしっかり確認することが必要です。

（2）精神的変化

　身体機能の衰えを実感し生きる意欲が低下します。死を意識し不安感も強くなります。個々人の性格を尊重してかかわることが大切です。

（3）摂食嚥下について

　口から食べることに問題や障害が生じるケースが多くなります。原因として，脳血管疾患，パーキンソン病，認知症，薬の副作用，長い期間口から食べ物を食べていないことによる嚥下にかかわる筋肉の廃用などがあります。食べる楽しみを失うだけでなく，低栄養・脱水，さらに誤嚥や窒息により生命の危険に直結します。安心して口から食べるための調理の工夫を表 6-8 に示します。

　調理が難しい場合には，ユニバーサルデザインフード（日本介護食品協議会）（表6-9）やスマイルケア食＊（農林水産省）を用いる方法もあります。「かむ力」，「飲み込む力」に合わせて選択します。

＊下記のそれぞれの状態に応じた「新しい介護食品」の選択に寄与するようマークをつけた食品。青マーク：健康維持上栄養補給が必要な人向け，黄マーク：かむことが難しい人向け，赤マーク：飲み込むことが難しい人向け。

■ 第6章　ライフステージの特徴

　要介護者の咀しゃくを困難にしている要因のひとつに歯の問題があります。治療や義歯の調整によって咀しゃくが改善することがあります。口腔ケアは，食欲だけでなく誤嚥性肺炎の発症を抑制するとともに摂食嚥下機能の回復につながります。口から食べられるようになると全身の健康状態が高まり，生きる意欲も向上します。

表6-8　安心して口から食べるための調理の工夫

① 食材の選択	・魚や肉は，脂質の多いものを選ぶ ・野菜は，繊維の少ないものが軟らかく調理できる
② 食べやすくする工夫	・隠し包丁を入れる ・すりおろしたり，ペーストにする ・野菜の繊維は，繊維と直角に切る
③ 調理器具の活用	圧力鍋，蒸し器，すり鉢・すりこ木，ミルサー，フードプロセッサーなどを活用する
④ 避けるべき食品	・水分が少なくパサつく食品（クッキー，パンなど）は避ける ・喉にはりつく食品（わかめ，のり，ウエハースなど）は避ける
⑤ 口の中でまとまりやすくする	・あんをかけたりソースを添える ・包丁で小さくきざんだ「きざみ食」は，口の中でまとまりにくい食事になるので注意が必要
⑥ むせの防止	・水分はむせやすいため，とろみ調整食品を用いてとろみをつける ・とろみつきの飲料が受け入れにくい場合には，水分をゼリーにする

表6-9　ユニバーサルデザインフードの選び方（区分表）

区　分		区分1： 容易にかめる	区分2： 歯ぐきでつぶせる	区分3： 舌でつぶせる	区分4： かまなくてよい
かむ力の目安		かたいものや大きいものはやや食べづらい	かたいものや大きいものは食べづらい	細かくてやわらかければ食べられる	固形物は小さくても食べづらい
飲み込む力の目安		普通に飲み込める	ものによっては飲み込みづらいことがある	水やお茶が飲み込みづらいことがある	水やお茶が飲み込みづらい
かたさの目安	ごはん	ごはん～ やわらかごはん	やわらかごはん ～全がゆ	全がゆ	ペーストがゆ
	さかな	焼き魚	煮魚	魚のほぐし身 （とろみあんかけ）	白身魚のうらごし
	たまご	厚焼き卵	だし巻き卵	スクランブルエッグ	やわらかい茶わん蒸し（具なし）
物性規格	かたさ上限値 (N/m^2)	5×10^5	5×10^4	ゾル：1×10^4 ゲル：2×10^4	ゾル：3×10^3 ゲル：5×10^3
	粘度下限値 $(mPa \cdot s)$			ゾル：1,500	ゾル：1,500

＊ゾル：液体もしくは固形物が液体中に分離しており，流動性を有する状態をいう。
　ゲル：ゾルが流動性を失いゼリー状に固まった状態をいう。
出典）日本介護食品協議会。

5 老年期・要介護者の特徴

■1日の食事例■

老年期の食事例です。不足に注意したいたんぱく質をしっかりとるようにしましょう。水分が不足しないよう食事中も水分摂取を心がけることが大切です。

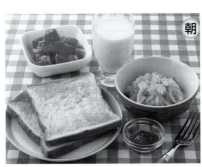
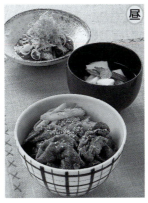
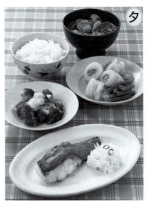

[朝　食]
薄切りトースト：食パン薄切り 70 g・いちごジャム 15 g
コールスローサラダ：キャベツ 80 g・にんじん 10 g・コーン 15 g・ささみ 40 g・酢 8 g・マヨネーズ 18 g・砂糖 4 g・塩 0.2 g・こしょう（少々）
トマト：120 g
ドリンクヨーグルト：180 g

[昼　食]
すきやき丼：ごはん 160 g・牛肉（もも、薄切り）70 g・長ねぎ 60 g・すき焼き用割り下 20 g　いりごま 1 g・大豆油 3 g
はんぺんと絹さやの清し汁：はんぺん 20 g・さやえんどう 8 g・ゆず 1 g・だし汁 150 g・うすくちしょうゆ 5 g
オクラ・みつば・みょうがの和え物：オクラ 40 g・根みつば 10 g・みょうが 15 g・かつお節 1 g　だし汁 30 g・しょうゆ 3 g・みりん 3 g

[夕　食]
ごはん：160 g
しじみのみそ汁：しじみ 30 g（正味）・みそ 8 g・万能ねぎ 5 g・水 150 g
たいの梅みそ焼き　菊花かぶ添え：たい（切り身）80 g・梅酒 8 g・西京みそ 6 g・水 5 g
　菊花かぶ：かぶ 30 g・塩 0.2 g・酢 5 g・砂糖 1 g
はくさいの信田巻き：はくさい 100 g・にんじん 20 g・油揚げ 15 g・かんぴょう 3 g・だし汁 90 g　みりん 3 g・塩 0.5 g・しょうゆ 2 g・さやいんげん 15 g
ゆでブロッコリー：ブロッコリー 60 g・マヨネーズ 15 g

◆食事例（朝・昼・夕の3食）によるエネルギー・栄養素等摂取量

エネルギー (kcal)	炭水化物 (%エネルギー)	脂質 (%エネルギー)	たんぱく質 (g)	食塩 (g)	ビタミン B_1 (g)
1,825	53.7	28.3	81.9	7.1	0.9

◆70歳以上の食事摂取基準（身体活動レベル：ふつう）

| エネルギー || 炭水化物 || 脂質 || たんぱく質 || 食塩 || ビタミン B_1 ||
男性	女性	男性	女性	男性	女性	男性	女性	男性	女性	男性	女性
2,200	1,750	50～65 (57.5)		20～30 (25)		79～105	62～83	8.0未満	7.0未満	1.2	0.9

＊2020年版 75歳以上の目標量（g/日）

■ 第6章 ライフステージの特徴

■ 1日の食事例 ■

要介護高齢者の食事例を紹介します。食欲が低下しやすいため，嗜好を尊重することが大切です。食べやすい軟らかさに調理し低栄養を防ぎます。

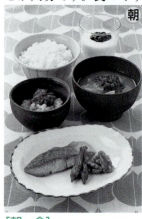
朝

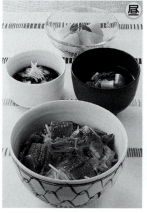
昼

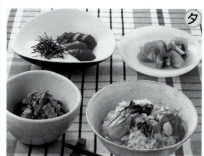
夕

[朝　食]
ごはん：160 g
じゃがいもとたまねぎのみそ汁：
　　じゃがいも 30 g・たまねぎ 10 g・万能ねぎ 3 g・みそ 6 g・だし汁 80 g
ますの塩焼き：ます 30 g・塩 0.2 g・オクラ 8 g・くるみのつくだ煮 10 g
なめたけおろし：だいこん 60 g・なめたけ 15 g
ブルーベリーヨーグルト：プレーンヨーグルト 100 g・ブルーベリージャム 15 g・レモン汁 4 g

[昼　食]
うなぎ入りたまご丼：ごはん 150 g・うなぎ蒲焼き 40 g・卵 50 g（1個）・長ねぎ 30 g・根みつば 8 g・だし汁 80 g・しょうゆ 8 g・みりん 10 g
豆腐の清し汁：絹ごし豆腐 50 g・かいわれだいこん 3 g・だし汁 100 g・塩 0.6 g・しょうゆ 1 g・ゆず 1 g
もずく酢：もずく（生）50 g・きゅうり 20 g・しょうが 1 g・酢 10 g・しょうゆ 3 g・砂糖 2 g
メロン：70 g

[間　食]
黒ゴマケーキ：ねりごま 5 g・砂糖 10 g・バター（無塩）10 g・小麦粉 10 g・ベーキングパウダー 0.1 g・卵 10 g
牛乳：120 g

[夕　食]
かきごはん：米 50 g・かき 50 g・ぎんなん 5 g・みつば 10 g・昆布だし汁 70 g・酒 5 g うすくちしょうゆ 3 g・塩 0.5 g 紅しょうが 3 g
まぐろの山かけ：まぐろ（赤身・刺し身）70 g・しょうゆ 3 g・練りわさび 5 g・やまといも 50 g・焼きのり 0.2 g
ほうれんそうとにんじんのごま和え：ほうれんそう 50 g・にんじん 10 g・砂糖 1 g・しょうゆ 4 g・だし汁 5 g・ごま 8 g
キウイとみかん：キウイ 40 g・みかん 20 g

◆食事例（朝・昼・夕の3食）によるエネルギー・栄養素等摂取量

エネルギー (kcal)	炭水化物 (%エネルギー)	脂質 (%エネルギー)	たんぱく質 (g)	食塩 (g)	亜鉛 (mg)
1,869	53.9	28.8	81.2	7.8	15.5

◆50～69歳の食事摂取基準（身体活動レベル：ふつう）

エネルギー		炭水化物		脂質		たんぱく質		食塩		亜鉛	
男性	女性	男性	女性	男性	女性	男性	女性	男性	女性	男性	女性
2,450	1,900	50～65 (57.5)		20～30 (25)		90～ 120	69～ 93	8.0未満	7.0未満	10	8

＊2020年版 65~74歳の目標量（g/日）

第 7 章 障害者・要介護者の栄養ケア

　高齢者や障害のある人に多くみられる疾患や支障をとりあげ，その概要と栄養改善のための食事例，介助の際の留意点を具体的に示します。特に，低栄養と褥瘡の改善・管理にかかわる栄養ケアの知識は福祉職にとって大切です。また，多職種連携による栄養ケアについての基礎知識を記します。

1 障害児・者の栄養ケア

1) 発達障害

　発達障害は，生まれつき脳の発達が通常と違っており，日常生活に困難がある障害です。食事に関しては，さまざまな原因で摂食嚥下がうまくできず，食べ物をとり込むことができなかったり，むせたり，丸飲みしたり，誤嚥しやすくなります（表7-1）。

　栄養ケアは「発達期摂食嚥下障害児（者）のための嚥下調整食分類2018」（巻末資料参照）を参考にして，発達段階に合わせた調理形態で食事を整えます。

　なお，乳児期は健常児よりゆっくりとした段階で離乳食を調整します（図7-1）。

表7-1　障害の態様と摂食嚥下の状態・対応

態　　様	摂食嚥下の状態・対応
首がすわっていない	頭部がぐらぐらすると食物をみて確認することができず，口腔内にとり込めない。 ➡安定した姿勢や頸部の保持をする。
原始反射が残っている	生まれつきある拒絶反応が残っていると，スプーンが口に入った瞬間に反射的に顎が閉じてしまい，舌で食べ物を押し出してしまう。 ➡反射を評価する。慣れるまで再度口に入れる。
触れられると過敏に反応する	顔や口の周囲に触れられるのを極端に嫌がる。このような過敏があると口腔内の食べ物を出してしまう。　➡脱感作（徐々に慣れるようにする）。
舌の突出	嚥下の際に上下前歯の歯ぐきの間に舌が入った状態か，舌が上下口唇より前に突き出す，舌突出型の乳児様嚥下がみられる。　➡手を添えて下顎を安定させる。
口唇が閉じない	摂食時の口唇の閉鎖は非常に重要で，食べ物の口腔内へのとり込みができず，食塊形成中に口腔外へ出てきてしまう。　➡手で補助する。
口を開け過ぎる（過開口）	筋緊張が強くなると，スプーンが近づくと急に上下顎が開き過開口してしまい，その状態が持続すると食べ物をとらえることができない。　➡リラックスさせる。
口で呼吸をする（口呼吸）	食べ物を処理中に口呼吸が続くと食べ物が気管に入ってむせる。また，長く口腔内にとどめていると呼吸が苦しいので，丸のみの傾向が強くなる。 ➡鼻呼吸の獲得，摂食嚥下のタイミングの調整をする。
咬めない	食べ物を舌で歯の上に置き左右に食塊を移動させる，また，上下の歯ですりつぶすような協調運動がうまくいかず丸飲みになる。 ➡歯の修復，義歯，舌の訓練，咀しゃくの訓練をする。

97

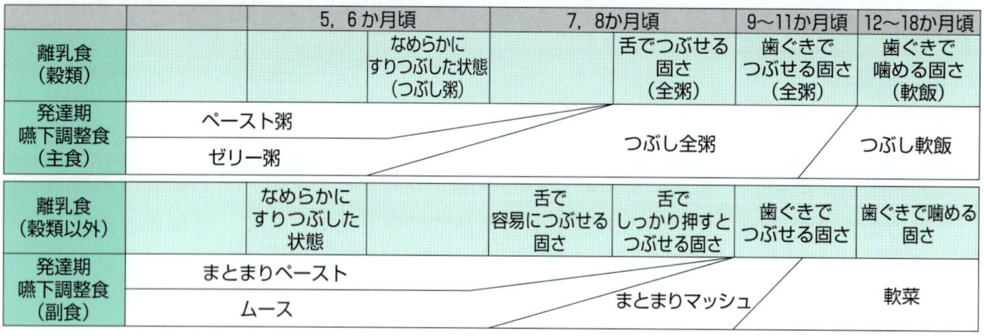

■ 第7章　障害者・要介護者の栄養ケア

			5，6か月頃		7，8か月頃		9〜11か月頃	12〜18か月頃
離乳食 （穀類）				なめらかに すりつぶした状態 （つぶし粥）		舌でつぶせる 固さ （全粥）	歯ぐきで つぶせる固さ （全粥）	歯ぐきで 噛める固さ （軟飯）
発達期 嚥下調整食 （主食）	ペースト粥					つぶし全粥		つぶし軟飯
	ゼリー粥							
離乳食 （穀類以外）		なめらかに すりつぶした 状態			舌で 容易につぶせる 固さ	舌で しっかり押すと つぶせる固さ	歯ぐきで つぶせる固さ	歯ぐきで噛める 固さ
発達期 嚥下調整食 （副食）	まとまりペースト					まとまりマッシュ		軟菜
	ムース							

図7−1　発達期嚥下調整食（離乳食区分との関係）

出典）日本摂食嚥下リハビリテーション学会：発達期摂食嚥下障害児（者）のための嚥下調整食分類2018。

■2）知的障害

　食事に関しての特徴は，食べない，食べ過ぎる（過食），早食い，かまずに飲み込む（丸飲み），特定の食品を極端に嫌うか特定の食べ物しか食べない（ばっかり食べ），食品でないものを口にする（異食）などです。茶碗やはしを持たずに手づかみで食事をする傾向もみられます。無理に食べさせようとすると食べることがストレスになり，食事を嫌がるようになる場合がありますので注意します。肥満や痩せ過ぎになる傾向があり，繰り返し少しずつ食品の種類を増やす工夫や，栄養補助食品の利用なども考えます。知的障害のある人に好まれる食品と好まれない食感を表7-2に示します。

表7−2　知的障害のある人に好まれる食品・好まれない食品と食感

好まれる 食品の種類	・主食はごはん，パン，めんだけの料理（混ぜ物があると食べなくなることがある）。 ・野菜やいも類はゆでる，スティックや乱切りにする。 ・肉より魚（焼き魚やフライ）が好まれる。 ・容易にかみとることができる（卵焼き，コロッケ，フレンチトースト）。 ・手に持つことができる（バナナ，おにぎり，フレンチフライ）。
好まれない 食品と食感	・皮が口に残るもの（豆，トマト　など）。 ・硬すぎるもの（えびやいか，かたまり肉　など）。 ・弾力があるもの（こんにゃく，かまぼこ　など）。 ・唾液を吸うもの（パン，ゆで卵，さつまいも　など）。 ・匂いの強いもの（にら，しいたけ　など）。 ・口の中でまとまりにくいもの（ブロッコリー，ひき肉　など）。 ・丸飲みされがちで，誤嚥しやすいもの（こんにゃくゼリー，もち　など）。 ・かみとりが難しいもの（とんかつ，粗挽ウインナー，鶏肉の唐揚げ　など）。 ・ペラペラした食感（レタス，わかめ　など）。

3）精神障害

主な原因により①**内因性精神障害**（統合失調症，うつ病，躁うつ病などの気分障害），②**外因性精神障害**（アルコール・薬物依存症，アルツハイマー型認知症，不安障害），③**心因性精神障害**（神経症，心的外傷後ストレス障害），④その他（パーソナリティー障害，広汎性発達障害）に分類されます。

症状としては，幻覚・幻聴，不安感が強く，対人関係が苦手で孤立してストレスを感じやすく，日常生活や社会生活に困難をきたす状態がみられ，入退院を繰り返す場合があります。**食行動**の特徴として，過食，少食，パターン化した食事，服薬による食欲低下，味覚低下，消化管障害などがあります。食事はストレスを感じさせないリラックスした雰囲気を作ったりや会話を交えてゆっくりと進めるようにします。本人が精神的に安心した生活が送れるように地域保健医療サービスを上手に利用し，家族や地域で支援する必要があります。

4）身体障害

「身体障害者福祉法」の対象となる障害は，5種類に大別されています。最も多いのは肢体不自由で，約半数を占めており，高齢者の増加とともに今後も増加すると考えられます。

（1）視覚障害

消化吸収や食行動に問題がない場合，健常者と同様に栄養バランスのよい食事を提供しますが，どの料理がどこに置かれているのか，器の大きさ，料理の温度，パッケージに入っているかどうかなどの判断が難しいという問題があります。食卓上の配膳については，両手を導いて食器を触ってもらうことや，各料理の位置を**クロックポジション**（図7-2）で説明します。

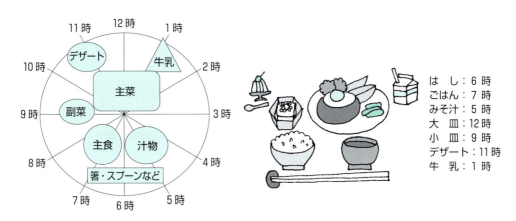

図7-2　クロックポジション

■ 第7章　障害者・要介護者の栄養ケア

　魚は骨をとり除く，飾りや食べられないもの（アルミホイルやバラン，ピックなど）は器に盛らない，熱い料理は適温まで冷ます，食器は持ちやすいもの・はっきりした色彩のもの（黒色のしゃもじ，ごはん用には内側が濃い色の茶碗など）を選択する，料理を盛る平皿はこぼれにくい深めのものにする，などの配慮をします。

　左右どちらか半分や中央と周辺のどちらかがはっきり見えないなど，視野が狭い場合は，見える場所へ配膳を変更する，見えにくい場所に意識が向けられるような声掛けをする，などの配慮が必要です。

　食堂内での安全面では，手洗い設備や座席配置の工夫も大切です。

　献立を記すメニューには大きい活字や点字，イラストを用い，音声パソコンの利用などで料理への関心をもたせる工夫も大切です。

（2）聴覚障害（平衡機能障害）

　複雑な言い回しや抽象的な言葉を理解するのが難しいため，コミュニケーション不足から食べる人の考えが介護者や調理者などに伝わりにくい場合などがあります。

　さまざまなコミュニケーション方法（手話，指文字，読話，読唇，筆談など）に加え，視覚的な補助（絵や写真）を活用してコミュニケーションをとります。乳幼児の場合は，食事をしながら絵カード・写真と実物を照らし合わせて食材の名前を覚えるようにします。また，甘い・辛い・苦い・酸っぱい・熱い・冷たいなど，食事に関する言葉を実体験と結びつけて身につくように工夫します。

（3）音声・言語障害（咀しゃく障害を含む）

　音声機能や言語機能の障害の場合，発声や発音が不明瞭になるため食事中に自分の意思を伝えることが難しくなります。咀しゃくする音や調理をする音が聞こえない状態のため，聴覚以外の感覚（彩り，味つけ，匂い，食感など）でおいしさを体感できるように支援します。

　摂取できる食べ物の内容，摂取方法に著しい制限がある場合，流動食での摂取を考えます。誤嚥の危険性が大きい場合は，半固形物（ゼラチン・寒天・増粘剤添加物等）などに限られます。咀しゃく障害がある場合は，口から食べ物などをとることができないため，経管栄養法によることになります。

（4）肢体不自由

　四肢の機能障害には，手や指，足を一部切断した場合に関節や背柱が固くなり変形や固まってしまう拘縮，筋力低下，麻痺（自らの意思での運動が困難となる）があります。むせや咳き込み，誤嚥などの嚥下機能障害や，口を閉じられない，舌の突出などで食べこぼしや喫食率の低下などがみられます。

　体幹の機能障害によりからだを支えることが困難で，バランスを保つことができない場合は安定した状態が保てるようにギャッジベッドや特殊マットを活用します。感

■ 100

覚障害があり温冷覚や痛覚，触覚が鈍くなる場合は，提供する食事の温度を体温近くにしてやけどに注意します。

障害の程度や態様はさまざまですが，個々に応じて食形態の変更や自助具（図7-3）の使用などを考慮し，使える身体機能を活かし，本人の意志で自力で食べられるような工夫をして適切で安全に支援する必要があります。

一緒に食事を作ることを望む場合もあります。食事の提供や介助のみでなく，個々のニーズに応じた食に関する支援が必要です。

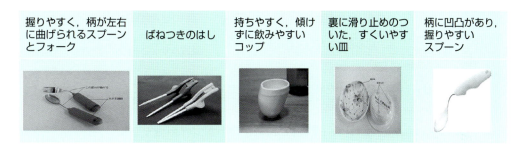

図7-3　食事にかかわるさまざまな自助具

（5）内部障害（心臓・腎臓・呼吸器・膀胱・大腸・小腸・免疫など）

それぞれの疾患や重度症の程度をよく理解することが必要です。腎機能低下や心疾患などによって食事療法が必要な場合があります。また，これらの疾患が複数ある重複障害の場合もあるため，個々に合った食事の支援が必要となります。

5）特別支援学校の給食

特別支援学校における食教育については「食に関する指導の手引き－第一次改訂版－」（文部科学省，2010年）に示されています。

給食での取り組みは，個々の障害の状態や発達段階，生活環境などの実態を的確に踏まえた指導方法などを工夫することが望まれます。正しい摂食行動がとれない，拒食・偏食が多くみられるなど，個々の児童により課題が異なり，実態に即したきめ細やかな指導と適切な配慮が必要となります。

調理形態の工夫では，児童の食べる機能の発達段階に合わせて，食べ物の大きさ・硬さ・とろみ（つなぎ）・水分量・粘稠性などに配慮した別調理と再調理（表7-3）が示されています。大きさは小さくすれば食べやすいというわけではなく，細かくきざむイコール食べやすい・飲み込みやすいではありません。とろみ（つなぎ）については，増粘剤は時間経過により粘度が変わるので，加え過ぎるとベトベトになります。

■ 第7章　障害者・要介護者の栄養ケア

表7−3　別調理，再調理

	形態	目的・必要性	食べ物の状態
別調理	初期食	（嚥下，補食機能の練習食） 食べ物をとり込み，飲み込み，食道に送る一連の動きを身にるけさせる。	・水分が多く適度な粘性。 ・粒がなく，なめらかな状態でそのまま飲み込める。（例：ヨーグルト）
	中期食	（押しつぶし機能の練習食） 舌で食べ物を上あごの前方に押しつけ，つぶす動きを身につけさせる。	・形はあるが舌でつぶせる程度の硬さで，舌と上あごで押しつぶして飲み込める状態。（例：プリン，煮かぼちゃ）
	後期食	（咀しゃく機能の練習食） 前歯で噛みとりや奥歯，歯茎で噛む動きを身につけさせる。	・舌でつぶせず，奥歯で噛みつぶせる硬さ。（例：よく煮込んだ野菜，柔らかいひき肉料理）
再調理	きざみ食	噛み切ることを補い，食べやく調理する。	調理ハサミで一口大の大きさにきざむ。
	ミキサー食	噛み砕くことを補う。また，誤飲を防ぐために，汁物等には粘りをもたせる。	ミキサー（ミルサー）やフードプロセッサーで，細かくきざむ。とろみ剤でとろみをつける。（例：ヨーグルト）

出典）文部科学省：特別支援学校における食に関連した各教科等の指導内容「食に関する指導の手引き─第一次改訂版─」，2010。

2　水分の欠乏・過剰と栄養ケア

1）脱　水　症

大量に汗をかいたり発熱や下痢などで水分が失われると，体内に必要な体液中の水分量と塩分量が減って脱水症が起こります。体液とは，血液・リンパ液・消化液などで，からだの約6割，小児では約7割，高齢者では約5割を占めています。呼吸でとり込んだ酸素や食べ物からの栄養素をからだ中に届けるはたらきがあり，脱水症ではこの機能が果たせません。軽度の脱水でも，早めに適切な処置を施さないと死に至ることもあります。また，糖尿病や排尿障害などの予兆である可能性もあります。

高齢者はのどが渇いたことを感じにくかったり，トイレに行く回数を減らすために水分を十分にとらないこともあります。また，降圧剤の服用は排尿をうながします。こまめに水分を摂取するように介助者らが気をつける必要があります。体液と似た組成の経口補水液やスポーツ飲料などを利用しますが，誤嚥しやすい高齢者では，とろみをつけて供給するとよいでしょう。

2）脱水症の介助（介護・支援）の留意点

唇がカサカサしている，口の中が乾燥している，手の甲の皮膚をつまんだ後にすぐ戻らない，脇の下が乾いた状態になっている，などは脱水症の兆候です。高齢者が脱水症に陥りやすいのは，①体内の水分量が減っている，②内臓のはたらきが低下している，③のどの渇きに気づきにくい，④病気や排せつ障害がある，⑤薬を服用している，⑥トイレへの移動が困難，⑦失禁の経験から水分摂取を控える，などが考えられます。

◆**1日に必要な水分量を知る**　体重1kgあたり約30～40mLで，食事からとれる水分量は約1Lですから，食事以外では約1～1.5Lが目安です。水分補給に経口補水液（水1Lに食塩3g，砂糖20～40gを溶かす）を利用する場合は，食塩制限の有無を確認してからにします。市販品の成分を表7-4に示します。

◆**部屋の湿度や温度の調節**　乾燥している場合は，加湿器を使う，濡れタオルを干すなどして室内の湿度を上げます。無理に節電せず，室内を適温に保ちます。

◆**定期的に水分補給**　時刻を決めて水分摂取をうながします。起床時・食事前・入浴後・運動後・飲酒後などは，特に水分補給が必要です。自発的に飲むように好きな飲み物をつねにかたわらに準備しておく，水分を多く含む果物やゼリーなどを提供する，などの配慮を行いましょう。むせる場合は，とろみをつけたり（巻末資料参照），シャーベット状や小さい塊に凍らせるなどの工夫が必要です。

◆**尿回数や量のチェック**　水分量が不足すると，汗や排尿の量が減るため，トイレの回数や量を記録する必要もあります。

■ 第7章　障害者・要介護者の栄養ケア

表7－4　経口補水液・スポーツドリンクの成分含有量（100 mLあたり）

商品名（メーカー）	エネルギー	たんぱく質	脂質	炭水化物	ナトリウム	ブドウ糖	カリウム	塩素	マグネシウム	リン	クエン酸	甘味料
	(kcal)		(g)		(mg)	(g)			(mg)			
OS－1（大塚）	10	0	0	2.5	115	1.8	78	177	2.4	6.2	△	○
アクアソリタ（味の素）	7	0	0	1.8	80		78	117	3.6	15.0		○
アクアサポート（明治）	9	0	0	2.3	115	2.0	78	177	1.2	13.0		○
アクエリアス（コカ・コーラ）	11	0	0	2.7	98	1.5	80				○	○

■3）浮腫（むくみ）

浮腫は血管内の水分が多くなった場合や，静脈血の流れが悪くなって血圧が上昇し，血管からしみ出す水分量が増えること，水分や食塩をとり過ぎて血管内の水分量が多くなった場合などに起こります。下肢や腹部，顔面などがむくんだ状態になります。

原因となる病気は，血液循環が悪い心不全，水分を尿として排せつできない腎不全，静脈に水分がたまりやすい下肢静脈瘤などです。血栓や腫瘍により血管が圧迫されたときにも浮腫が起こります。

また，血液中の栄養が少なくなると，血管内に水分を保つ力（浸透圧）が低下して水分を血管内に保っておくことが難しくなります。そのため，血管の外に水分や塩分が増えて浮腫が起こります。クワシオルコル，ネフローゼ症候群，膠原病などでは全身がむくみます。リンパ浮腫の場合のようにリンパ節をとり除いたり，放射線治療によってリンパの流れが停滞することでも起こります。

食塩やアルコール摂取を控え，ナトリウムの排除作用があるカリウムの多い柑橘類を積極的にとるのがよいでしょう。

■4）浮腫（むくみ）の介助（介護・支援）の留意点

マグネシウムやカリウム，ビタミンを多く含む食品（昆布やいも類，大豆，ごまなど）を積極的に料理にとり込みます。食塩のとり過ぎはむくみの原因になるので控えます。日中は多め，夜間は少なめの水分補給をします。甘いものや味の濃い飲料も水分の要求につながるので控えます。むくみの軽減には，ベッドにあおむけになって両足の下にクッションを入れ，心臓より高くして血行を促します。マッサージをするときは，足先のほうから心臓に向かって行います。

104

■水分欠乏の場合の1日の食事例■

〔朝〕
全がゆ 300 g/**こまつなのみそ汁**：こまつな 40 g・車ふ 1 g・みそ 12 g・だし汁 150 g/**ぎんむつの西京漬**：ぎんむつ西京漬 50 g・だいこん 40 g・しょうゆ 2 g/**きゅうりの塩もみ**：きゅうり 40 g・塩 0.3 g・しょうが 1 g/**ヨーグルト（加糖）** 100 g

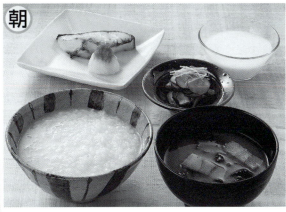

〔昼〕
月見うどん：うどん（ゆで）200 g・ほうれんそう 40 g・卵 50 g・かまぼこ 10 g・長ねぎ 10 g・根みつば 10 g・酒 7 g・みりん 7 g・しょうゆ 10 g・だし汁 200 g/**冷やっこ**：絹ごし豆腐 100 g・きゅうり 20 g・塩 0.2 g・しょうが 1 g・青じそ 1 g・しょうゆ 3 g/**もやしサラダ**：サニーレタス 20 g・トマト 30 g・りょくとうもやし 30 g・ドレッシング 15 g

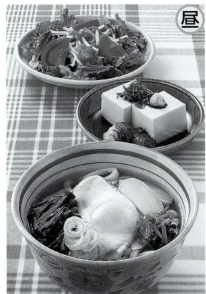

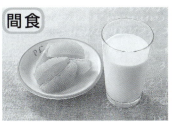

〔間食〕
牛乳 200 g/
オレンジ 100 g

〔夕〕
全がゆ 300 g/**じぶ煮**：鶏肉（もも皮付き）60 g・酒 3.5 g・しょうが 1 g・小麦粉 5 g・だいこん 30 g・にんじん 15 g・生しいたけ 10 g・さやいんげん 10 g・だし汁 100 g・みりん 9 g・しょうゆ 9 g/**和風いりたまご**：卵 40 g・砂糖 2 g・しょうゆ 2 g・グリンピース（缶詰）3 g/**ほうれんそうのお漬し**：ほうれんそう 70 g・しょうゆ 3 g・だし汁 4 g・かつお節 0.3 g/**梨** 100 g

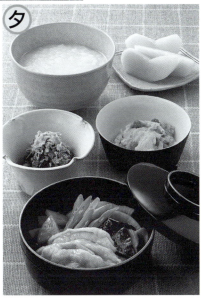

■ 第7章　障害者・要介護者の栄養ケア

3 栄養障害（不良）と栄養ケア

■1）低 栄 養

　痩せてくる，抜け毛・毛髪の脱色，風邪などをひきやすい，下肢や腹部のむくみ，皮膚の炎症を起こしやすい，傷が治りにくいなどの症状が出現します。寝たきり状態を招き褥瘡の要因となることもあります。免疫力の低下により感染症にかかりやすくなり，慢性的な病気の人は合併症を引き起こして重篤な状態に至り死亡することもあります。筋肉量が減るため，高齢者では，歩行障害や転倒のリスクが高まります。

表7-5　高齢者の低栄養の要因

要　因	例
社会的要因	独居，貧困，介護力不足，ネグレクト　など
精神的心理的要因	認知機能障害，うつ，誤嚥，窒息の恐怖　など
加齢要因	脱歯，義歯不具合，臭覚・味覚障害，食欲低下　など
病気の要因	咀しゃく・嚥下障害，薬物副作用，下痢・便秘，疼痛，炎症・腫瘍　など
その他	栄養に関する誤認，不適切な食形態，誤った指導　など

　栄養状態は，BMI や体重減少，食欲の状況（食欲不振，咀しゃく・嚥下障害）から判定します。高齢者では，BMI が 20 を下回る場合や 2 か月間に 2 kg 以上の体重減少がみられる場合は要注意です。また，血液中アルブミン値が 3.5 g/dL 以下でも低栄養のリスク（危険性）があります。乳幼児～成人では，それぞれの指標を用いて痩せを判定します（表7-6）。

表7-6　年代別の痩せの判定

乳幼児	カウプ指数	{（体重（g）÷身長（cm)^2×10} が 15 以下
小　児	ローレル指数	{（体重（kg）÷身長（cm)^3×10^7} が 100 未満
成　人	BMI	{（体重（kg）÷身長（m)^2} が 18.5 未満

　食事は，口腔内の状態を整え，良質のたんぱく質を摂取することを第一とし，食べやすい食材の利用や調理法を工夫して，少量頻回食とします。また，水分摂取も心がけます。見ただけで食欲が減じる場合もありますので，盛付の工夫も大切です。さらに，栄養補助食品やサプリメントなども上手に利用します。高齢者では，精神的な面から食欲不振が往々にして起こります。日常生活の中での不安感や疎外感をできるだけなくすようにしましょう。

■2）低栄養の介助（介護・支援）の留意点

高齢者や障害者にとって体重の減少は低栄養の兆候です。①消化機能の低下，②咀しゃく機能の衰え，③食べる意欲の減退，④けがや病気により食事が十分とれない，などが誘因です。メタボリックシンドロームについて受けた教育による情報を老年期に入っても遵守していて低栄養を招いたという事例もあります。

低栄養では，皮膚の炎症と褥瘡（床ずれ），骨折が起こりやすい，運動能力の低下，免疫力の低下，低血糖による意識障害，などがみられますから，それぞれに対する介助が必要です。

家庭内では，体調や顔色の変化に気づいて食事の管理をします。独居高齢者の場合は，変化がわかりにくく，注意しなくてはなりません。施設では，スクリーニングの値（BMIや体重減少）でリスクの程度がわかり，介入が開始されます。

介助者は，食事の摂取量を記録（写真に撮る，聞き取りなど）し，必要量に見合う摂取がされているかどうかを確認します。同時に口腔内の機能や病気の有無・生活習慣・食習慣・嗜好・家族の協力の程度などの情報を集め，食事へのアドバイス（メニューなど）など，対象者に合わせた方策を提案します。

食事は，本人の食べたいときにすぐに提供するようにします。さまざまな食材を使った料理を作り，食べやすい工夫をするとともに食事の時間を楽しめるように配慮します。できるかぎり食卓での家族団らんの機会を増やし，食事をする楽しみ・食べることの重要さを認識してもらうとよいでしょう。

食べ物がつねに目に入っていると食欲は落ちるので，食事のとき以外では下膳しておきます。自分で口から食べることは食べる意欲につながります。自身で料理を口に運べる場合は介助せずに見守り，ともに喜ぶ声掛けも大切です。

■3）褥瘡（床ずれ）

いわゆる**床ずれ**のことです。寝たきりなどにより体重で圧迫されている場所の血流が悪くなったりとどこおることで，皮膚の一部が赤い色味をおびたり，ただれたり，傷ができてしまうことです。進行すると，皮下組織や筋肉にも病変が広がります。

脳卒中や脊髄損傷などで寝たきりになっている，手術後で体位変換がうまくできない，筋肉や神経の病気で自身では動けないなどに加え，栄養状態が悪いと生じます。糖尿病や神経障害でも血流障害を起こしやすく，悪性腫瘍・うっ血性心不全・骨盤骨折・慢性肺疾患などでも褥瘡発生のリスクが高くなります。

床と接する部分は特に圧迫されやすく，骨の出っ張りがある部位（仙骨部，踵や臀部，肘など）に褥瘡を生じることが多くあります（図7-4）。

■ 第7章 障害者・要介護者の栄養ケア

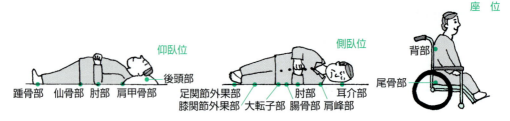

図7-4 褥瘡の好発部位

　褥瘡を評価する指標に**ブレーデンスケール**（巻末資料参照）があります。早期に発見して治療することが重要です。治療には外科的手術が行われます。手術に向け、経腸栄養食品や静脈栄養などの併用も考慮して、エネルギーやたんぱく質、ビタミン、ミネラルなどを十分に補給します。QOL向上のためには、経口摂取できるようにすることが必要です。

■ 4）褥瘡（床ずれ）の介助（介護・支援）の留意点

　在宅療養の場合、介助は家族が中心となりますが、家族だけで行うのはたいへんです。創部の処置も必要ですが、特に療養生活環境の調整を第一に考えます。医師、看護師、ソーシャルワーカー、理学療法士、薬剤師、管理栄養士・栄養士など多職種連携のもとにケア体制を作ります。

◆体位交換　　**体圧分散用具**や**ドレッシング材**などがありますが、保険が適応されず本人負担になる場合もありますから、本人や家族と話し合っての利用に配慮する必要があります。

　長時間の座位姿勢は避けます。座る姿勢は、横からみて90度になるよう保持するのが基本で、圧力は尻の骨突出部分から広い面積（大臀前部）へかかるので、床ずれができにくくなります。車椅子使用者は、15～30分に1回尻を浮かせます。

◆皮膚の状態チェック　　早期発見と重症化予防には皮膚の観察方法や発赤の見分け方などを十分に知っておくことが必要です。創部ばかりに目がいきがちですが、圧迫やずれの除去、皮膚の清潔などは重要なポイントです。

◆食　事　　口から食べることを最優先にしますが、摂取量が不足の場合は、栄養補助食品の利用を考えます。傷の治癒には、たんぱく質や亜鉛を積極的に摂取できる料理とします。

◆失禁のケア　　排せつ物の量・性状によって、適切な紙パンツを選択します。排せつ物の刺激から皮膚を保護するための皮膚保護剤の使い方の知識は必要です。

■低栄養の場合の1日の食事例■

〔朝〕
ごはん 80 g/**豆腐とこまつなのみそ汁**：絹ごし豆腐 20 g・こまつな 20 g・みそ 10 g・だし汁 130 g/**たまごとじ**：卵 50 g・たまねぎ 30 g・にんじん 15 g・みりん 3 g・しょうゆ 1 g・塩 0.3 g・昆布だし汁 30 g/**冷やしトマト** 40 g/**ヨーグルト（プレーン）** 60 g

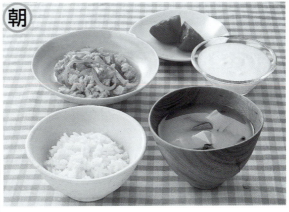

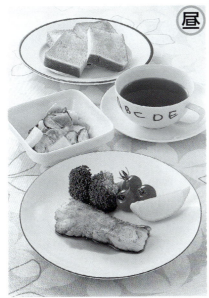

〔昼〕
トースト：食パン 60 g/**たらのムニエル**：たら 50 g・塩 0.3 g・こしょう（少々）・小麦粉 5 g・ブロッコリー 30 g・バター 1 g・コーン油 1 g・ウスターソース 5 g・レモン 10 g・ミニトマト 20 g/**ポテトサラダ**：じゃがいも 40 g・にんじん 10 g・塩 0.2 g・こしょう（少々）・きゅうり 10 g・塩 0.2 g・マヨネーズ 5 g/**紅茶**：紅茶パック 1 袋・水 130 g・グラニュー糖 3 g

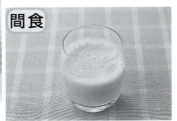

〔間食〕
バナナミルク：バナナ 40 g・牛乳 60 g・砂糖 2 g

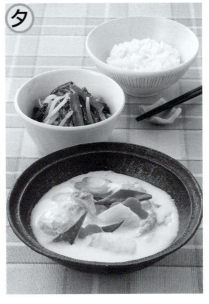

〔夕〕
ごはん 80 g/**肉団子とはくさいのクリーム煮**：はくさい 50 g・にんじん 10 g・さやえんどう 5 g・鶏ひき肉 40 g・長ねぎ 10 g・しょうが 2 g・酒 1 g・洋風だし 40 g・牛乳 60 g・塩 0.5 g・かたくり粉 2 g/**にらともやしのお浸し**：にら 25 g・もやし 30 g・しょうゆ 2 g・ごま油 0.5 g・すりごま（少々）

■ 第7章 障害者・要介護者の栄養ケア

■褥瘡の場合の1日の食事例■

〔朝〕
ごはん160 g／わかめとキャベツのみそ汁：塩蔵わかめ3 g・キャベツ40 g・みそ12 g・だし汁150 g／温泉かれいのあぶり30 g／ほうれんそうと竹輪のさっと煮：ほうれんそう100 g・竹輪30 g・だし汁50 g・しょうゆ5 g・みりん5 g／しば漬（きざみ）15 g

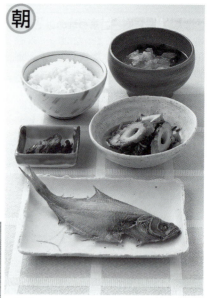

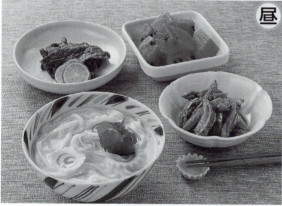

〔昼〕
小田巻き蒸し：うどん（ゆで）120 g・なると10 g・根みつば5 g・卵40 g・だし汁180 g・しょうゆ4 g／牛肉のしょうゆ焼き：牛肉（もも，薄切り）60 g・しょうゆ5 g・酒8 g・すだち5 g／なすとアスパラのピーナッツ和え：なす40 g・アスパラガス30 g・ピーナッツバター7 g・砂糖4 g・しょうゆ3 g・だし汁5 g／すいか150 g

〔間食〕
グレープフルーツゼリー：グレープフルーツしぼり汁100 g・砂糖6 g・粉ゼラチン2 g

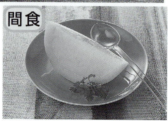

〔夕〕
ごはん160 g／かじきのフライ風：かじきまぐろ60 g・塩1 g・こしょう（少々）・卵10 g・小麦粉5 g・パン粉6 g・大豆油7 g・クレソン5 g・レモン5 g・ミニトマト15 g／ゆばの煮もの：生ゆば70 g・昆布だし汁100 g・うすくちしょうゆ4 g・みりん3 g・ゆず（適宜）／ゆりねの梅肉和え：ゆりね40 g・梅肉4 g／きゅうりのからし漬：きゅうり50 g

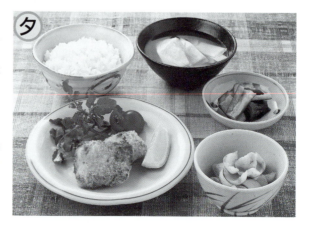

110

4 骨粗鬆症・骨折と栄養ケア

1) 骨粗鬆症，骨折

　骨粗鬆症とは，長年の生活習慣などにより骨の量が減ってスカスカになり，骨折しやすくなっている状態または骨折してしまった状態のことをいいます。骨量は18歳ごろをピークに歳を重ねるごとに少しずつ減っていきます。骨量が2～3割も減って骨の構造が弱くなり，その結果として転倒やくしゃみなどのわずかな衝撃でも骨折しやすくなることです。骨折を起こしやすくなった状態になってはじめて，骨粗鬆症という病名がつきます。自覚症状はほとんどありません。

　骨粗鬆症による骨折が寝たきりの主要な原因のひとつであることから，高齢社会が抱える問題のひとつとなっています。

　骨量の減少は主に骨の中のカルシウムの減少によります。加齢により骨量は減少しますが，体質や生活習慣により異なります。女性ではもともと骨量が少ないうえに，閉経によって骨量の維持に関与している女性ホルモンの分泌が減ることが原因です。このほか，表7-7に示すような骨粗鬆症の危険因子があります。

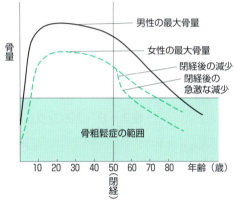

図7-5　骨量の変化と粗鬆症

表7-7　骨粗鬆症の危険因子

遺　伝	閉経の時期，痩せ型，家族歴
生活習慣	偏食，運動不足，飲酒多飲，カフェインの多飲，喫煙，日光照射不足
病　気	胃切除，糖尿病，甲状腺機能亢進症，ステロイド剤投与，原発性副甲状腺機能亢進症，腎不全

　骨粗鬆症では薬剤治療が中心となりますが，予防には食事や運動などの生活習慣の改善が重要です。治療に用いられる薬剤は，骨吸収を少なくする薬（骨吸収抑制薬），骨形成を助ける薬（骨形成促進薬），カルシウムの吸収量を増やす薬（骨・カルシウム代謝調整薬）の3種類に大別されます。

　日常的にカルシウムの摂取を心がけ，ビタミンDやK，さらに良質たんぱく質の摂取，適度な運動習慣などで骨量の減少をできるだけ少なくすることも大切です。最近ではビタミンDの血中濃度が低いほど骨折しやすいことが報告されています。

■ 第7章　障害者・要介護者の栄養ケア

■2）骨粗鬆症・骨折の介助（介護・支援）の留意点

　要介護と認定された場合，骨折をともなう骨粗鬆症の傷病者は40歳以上から介護保険サービスを受けることが可能です。日常生活では，歩行や寝返り，着替えなどの動作に支障をきたす場合が考えられますので，生活環境を改善（バリアフリー化）することが重要です。日常生活では，以下のような点に注意しましょう。

　①椅子などに腰掛けるときにはゆっくりと座るようにする，②重い物を持たないようにする，③物を運ぶ場合はキャリーバッグを利用し手に持たないようにする，④腹筋・背筋力をつけるために医師と相談しながら運動をとり入れる，など。

　家庭では，調理器具や食器は軽いものを整え，腰を曲げる動作はなるべく避けて，しゃがむ姿勢や椅子に腰かけて行うなどするとよいでしょう。

◆カルシウムなどの摂取　　カルシウムは骨の成分の重要な構成要素ですから食事から積極的にとりたい栄養素ですが，高齢になるとカルシウムを多く含む乳製品を好まなくなる傾向があります。調理上の工夫が必要でビタミンDと組み合わせて摂取してもらうようにしましょう。栄養補助食品の利用も考えます。

表7-8　カルシウム，ビタミンD・Kを多く含む食品

栄養素	多く含む食品	推奨量（1日あたり）
カルシウム	牛乳，ヨーグルト，チーズ，厚揚げ，がんもどき，小魚（わかさぎ，ししゃも，しらす干し　など），干しえび，ひじき，ごま，こまつな，みずな　など	男性：750mg 女性：600mg
ビタミンD	魚類（さけ，うなぎ，さんま，など），きのこ類 【日光浴：皮膚でのプロビタミンDの生成】	5.5 μg
ビタミンK	緑黄色野菜，納豆	150 mg

◆日光浴　　ビタミンDは，日光（紫外線）にあたると皮膚で合成されます。天気のよい日は30分程度の外出やベランダでの日光浴などを勧めます。車椅子で施設内の庭を散歩するだけでもよいでしょう。

112

■骨粗鬆症・骨折の場合の1日の食事例■

〔朝〕
ごはん 200g/**にらと厚揚げのみそ汁**：にら15g・厚揚げ40g・赤みそ10g・だし汁120g/**しらす納豆**：納豆40g・しらす干し15g・しょうゆ3g・和からし（少々）/**油揚げとこまつなの煮浸し**：こまつな70g・油揚げ15g・さつま揚げ15g・しょうゆ5g・みりん3g・だし汁30g

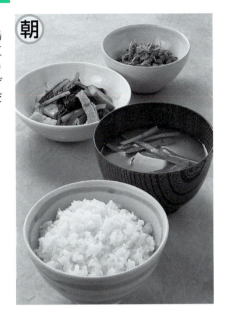

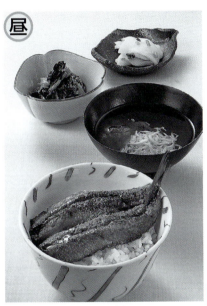

〔昼〕
いわし蒲焼き丼：ごはん200g・いわし60g・小麦粉3g・油3g・しょうゆ4g・みりん4g・酒4g/**しらすとこんぶの吸い物**：しらす干し20g・削り昆布0.3g・梅干し4g・湯150g/**こまつなの磯辺和え**：こまつな80g・焼きのり0.5g・しょうゆ4g/**かぶの即席漬**：かぶ35g・かぶ（葉）5g・塩0.3g

〔間食〕
バナナヨーグルト：バナナ60g・プレーンヨーグルト40g

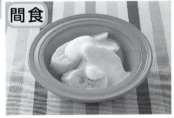

〔夕〕
ごはん 200g/**かき卵汁**：卵25g・だし汁150g・かたくり粉2g・切りみつば0.5g・塩0.6g・しょうゆ1g/**牛肉の三色巻き**：牛肉（かた）60g・こしょう（少々）・にんじん15g・さやいんげん15g・プロセスチーズ15g・小麦粉3g・油4g・中濃ソース7g・ケチャップ7g・サラダな5g/**なすの煮浸し**：なす80g・干しえび4g・中華だし50g・しょうゆ4g・砂糖1g

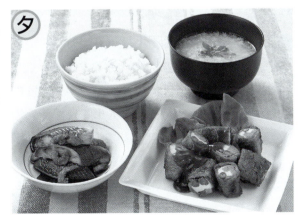

■第7章　障害者・要介護者の栄養ケア

5 神経の障害・病気と栄養ケア

■1）パーキンソン病

　脳の異常（ドーパミン神経の減少）のために手の震え，動作や歩行の困難など，からだの動きに障害が現れます（図7-6）。高齢者に多いですが，若い人でも発症します。病気はゆっくり進行します。効果的な治療薬があり，早い段階からの治療の開始が重要です。それによって発症後も長期にわたって良好な状態を保つことが可能です。

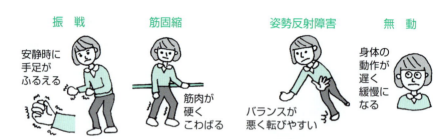

図7-6　パーキンソン病の四大症状

　便秘や排尿障害などさまざまな症状がみられますが，摂食嚥下障害も約半数の患者にみられ，病気の進行とともに悪化します。特徴として口腔機能，特に舌の力や動きが低下し，誤嚥や口腔・咽頭への食べ物の残留が起こりやすくなります。一般的な摂食嚥下障害への対応と同様，嚥下機能の訓練や食形態の調整などが有効です。姿勢や視野も不安定となります。姿勢を安定させ，食卓上の食べ物の配置にも配慮します。また，薬の効果が最も安定する時間帯に食事をとることも選択肢のひとつです。経口摂取量が不足する場合には，胃瘻（いろう）による栄養補給を行うことも選択肢となります。胃瘻は長期栄養管理法で，鼻からのチューブなどに比べて，対象者の苦痛や介助者の負担が少なく，喉などにチューブがないため，口から食べるリハビリテーションや言語訓練が行いやすいというメリットがあります。

■2）筋萎縮性側索硬化症（ALS）

　手足や喉，呼吸に必要な筋肉が徐々に痩せて力がなくなっていく病気です。治療法が確立されておらず，平均余命期間（半分の患者がその後に生きられる期間）は2～3年とされています。安定した人工呼吸管理を実施するためには，口腔ケアや唾液等の分泌物の減少による誤嚥性肺炎の予防が重要となります。

　ほぼすべての患者に摂食嚥下障害とそれにともなう栄養障害がみられ，嚥下障害が現れてからは急速に症状が進行する傾向にあります。適切な栄養状態への改善と維持が，呼吸機能を維持することと同じぐらい重要と考えられています。胃瘻の造設は対

5　神経の障害・病気と栄養ケア

象者の生存期間を明らかに延長させることが報告されていますが，胃瘻の造設時期やその決定については，対象者やケアをする家族が現状や疾患の進行性などについてよく理解する必要があり，十分な説明を行うことなどが重要です。

■3）パーキンソン病・ALS の介助（介護・支援）の留意点

　運動機能障害だけでなく，うつ症状・認知症状なども起こるため，本人の QOL は，周囲の介助により左右されるといえます。幻覚や妄想，起立性低血圧，ドーパミン調節障害（異常行動のこと）などを呈することもあり，医師と相談しながら対処します。

　本人も家族も楽しく生活できるように工夫をすることが大切で，それが症状をやわらげることにもつながります。

◆すくみ足　　床にテープを貼り目印にして，「イチニ・イチニ」の声掛けをして，聴覚を刺激しながら歩くことや赤外線杖を使用するのも一案です。

◆首下がり　　頭部がうつむいて上がりにくくなるので，抗パーキンソン薬の調製や他の原因がわかればその治療をします。

◆よだれ　　唾液の量はむしろ減少するという報告もありますが，多くの場合よだれが出やすくなります。飴やガムをかんで一時的に唾液を減少させる，定期的に意識して唾を飲み込む，口をしめらせる，頭を上げるなどをします。

◆便　秘　　非常に多い合併症です。適当な運動，水分摂取，食物繊維の多い食品の摂取，腸内細菌叢の改善（乳酸菌，牛乳などによる）を心がけ，便秘薬を使用してもよいでしょう。

◆食事摂取　　自力での食事摂取が困難となる場合は，口腔内の咀しゃく力・嚥下力の検査をします。できる限り口腔での栄養摂取を目指します。栄養状態を注意深く見守り，経管栄養への移行は慎重に判断します。

■ 第7章 障害者・要介護者の栄養ケア

■パーキンソン病・ALSの場合の1日の食事例■

〔朝〕
トースト：食パン80g・ソフトタイプマーガリン10g・いちごジャム20g/**さといもサラダ**：さといも60g・ツナ（缶詰）30g・きゅうり30g・塩0.1g・にんじん5g・マヨネーズ10g・練りがらし（少々）・しょうゆ1g・こしょう（少々）/**ヨーグルトみかん**：ヨーグルト（加糖）80g・みかん80g

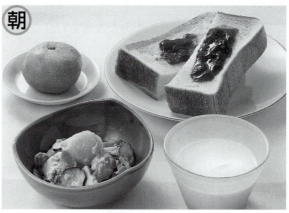

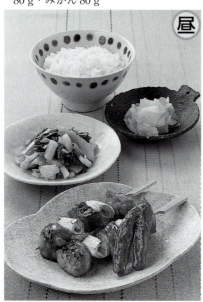

〔昼〕
ごはん180g/**やきとり**：鶏肉（もも・皮つき）70g・長ねぎ20g・しょうゆ6g・みりん3g・砂糖2g・ざらめ糖2g・ししとう10g/**チンゲンサイとほたてのにんにく炒め**：チンゲンサイ50g・ほたてがい（水煮）20g・にんにく1g・オリーブ油3g・塩0.5g・こしょう（少々）・バター2g/**かぶの即席漬**：かぶ40g・かぶ（葉）10g・塩0.8g・ゆずの皮1g

〔間食〕
オレンジ100g/草もち70g

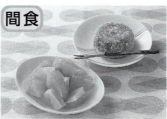

〔夕〕
ごはん180g/**さけのマリネ**：生さけ70g・塩0.5g・こしょう（少々）・小麦粉3g・油5g・たまねぎ30g・にんじん5g・ピーマン5g・酢7g・油6g・塩0.5g・こしょう（少々）/**たけのこの土佐煮**：たけのこ（水煮缶詰）50g・だし汁50g・かつお節0.5g・しょうゆ6g・みりん4g・塩0.2g/**抹茶入り茶巾しぼり**：さつまいも40g・もも（缶詰）20g・抹茶0.02g・砂糖6g

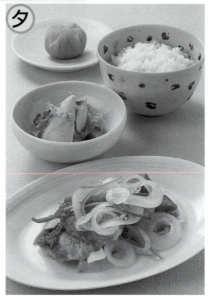

6 筋肉の障害・病気と栄養ケア

1) フレイル，サルコペニア

多くの高齢者では筋力が低下し，さらに生活機能が全体的に衰えることで要介護状態に至ります。フレイルは健康と要介護の状態の中間に位置づけられ，虚弱を意味します。サルコペニアは，その過程において筋力が急激に衰える状態をさします（図2-2参照）。わが国では，65歳以上の約1割，約300万人が該当すると概算されていて，7年以内の死亡率は健康な人の約3倍とされています。

高齢者の体型とその人の寿命についての調査が行われ，痩せ（BMIが20未満）の人で最も亡くなる危険性が高いことがわかっています。運動機能の維持だけでなく，適切なエネルギーとバランスのとれた食事の摂取を増やして，痩せを予防し改善することが有効です。

表7-9 日本におけるフレイルの基準

評価項目	評価基準
体重減少	6か月間で，2～3kg以上の（意図しない）体重減少
倦怠感	（ここ2週間）わけもなく疲れたような感じがする
活動量	①軽い運動・体操をしてますか？②定期的な運動・スポーツをしてますか？①②のいずれにも「していない」と回答
握力	利き手の測定で，男性26kg未満 女性18kg未満
通常歩行速度	1m/秒未満

＊上記5項目のうち，3つ以上該当する場合：フレイル，1～2つ該当する場合：プレフレイル，いずれにも該当しない場合：健常または頑健。

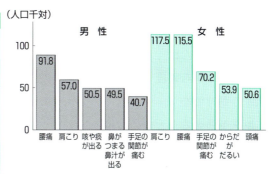

図7-7 病気やけが等で症状をもつ人の割合（人口千人あたり）

出典）厚生労働省：平成28年国民生活基礎調査。

2) 慢性痛（腰痛，肩こりなど）

日本人が最も悩んでいる病気は腰痛と肩こりで，およそ5人に1人が悩んでいます（図7-7）。痛みの原因や背景が複雑なため完治が困難な場合が多くあります。腰痛では，原因がわかるものは全体の15％程度との報告もあります。

慢性痛の管理では，睡眠の改善や精神的ストレスの軽減，それらの基盤となる運動療法が重要です。食習慣はそれらすべてと密接に関係していますので，バランスのとれた栄養摂取と規則正しい食習慣は非常に重要です。

摂取することで痛みを軽減するという栄養素についてはさまざまな報告がある一方で，確実に根拠があるものは存在していません。ただし，鉄や亜鉛，ビタミンなどの欠乏や不足により慢性痛が起こり，それらの補充によって回復したとの報告は数多く

■ 第7章　障害者・要介護者の栄養ケア

あります。バランスのとれた栄養摂取と適切な食習慣は慢性痛を予防し，その改善をもたらす可能性がありそうです。

■ **3) フレイル・サルコペニアの介助 (介護・支援) の留意点**

　筋肉量・筋力の減少によって基礎代謝量が低下すると，1日のエネルギー消費量が減って食欲が低下し，食事の摂取量が減少して低栄養となります。疲れやすさや活力の低下を引き起こし，身体機能の低下につながります。認知機能の低下など精神的な面の低下も加わると，活動量が低下し，社会的な側面も障害され，日常生活に支障をきたすようになります。

　日常生活に介助が必要な状態になるとますますエネルギー消費量は低下し，食事量が低下して低栄養となる悪循環を繰り返しながら，フレイルは進行していきます。この**フレイル・サイクル**を断ち切る，またはフレイル・サイクルのスピードを遅くする介入方法としては，持病のコントロール，運動療法，栄養療法，感染症の予防などがあげられます。**運動療法**は栄養療法とセットで行うと効果的です。低栄養状態で運動を行っても筋肉がつかず，かえって低栄養状態を助長します。筋肉をつけるために必要な良質たんぱく質がとれるような食事指導をします。

　日ごろから適度な運動やバランスのよい食事などにより感染症に強いからだ作りをするだけでなく，インフルエンザワクチンや肺炎球菌ワクチンを接種するのもフレイルを予防するひとつの対策といえます。

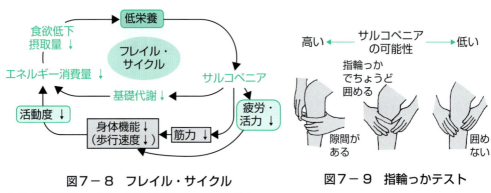

図7-8　フレイル・サイクル　　　　　図7-9　指輪っかテスト

出典）厚生労働省：日本人の食事摂取基準（2015年版）策定検討会報告書，2014より作成．

◆**下腿周囲長**　　**下腿周囲長**はBMIと相関します。簡単に評価する方法として**指輪っかテスト**（図7-9）が知られています。隙間ができる人は，評価時点でサルコペニアになっていなくても，その可能性が高いといえます。

■フレイル・サルコペニアの場合の1日の食事例■

〔朝〕
サンドイッチ：ライ麦パン 120 g・バター 10 g・キャベツ 20 g・ツナ（缶）20 g・マヨネーズ 5 g・こしょう（少々）・ロースハム 20 g／**トマトスープ**：トマト 50 g・たまねぎ 50 g・にんじん 10 g・じゃがいも 50 g・しめじ 20 g・パセリ 1 g・洋風だし 150 g・塩 0.2 g・こしょう（少々）／**ブルーベリーヨーグルト**：プレーンヨーグルト 100 g・ブルーベリージャム 15 g

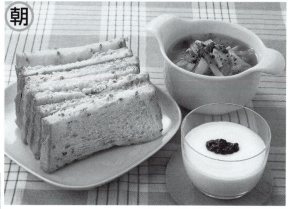

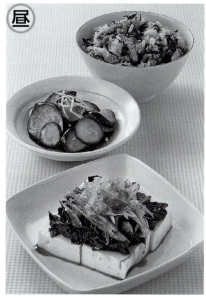

〔昼〕
ひじき混ぜごはん：ごはん 200 g・ひじき 6 g・豚肉（もも）20 g・しらす干し 10 g・ごま油 4 g・酒 10 g・砂糖 2 g・しょうゆ 4 g・ごま 3 g／**冷やっこ**：木綿豆腐 100 g・モロヘイヤ 20 g・みょうが 5 g・かつお節 0.5 g・しょうゆ 4 g／**一夜漬**：なす 50 g・きゅうり 20 g・しょうが 2 g・しょうゆ 2 g

〔間食〕
カステラ 30 g／**牛乳** 100 g

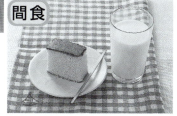

〔夕〕
ごはん 200 g／**あさりとねぎのみそ汁**：あさり 15 g（殻つき 40 g）・万能ねぎ 5 g・水 120 g・みそ 10 g／**う巻きたまご**：うなぎ蒲焼き 20 g・切りみつば 10 g・焼きのり 3 g・卵 50 g・砂糖 1 g・酒 3 g・だし汁 10 g・塩 0.3 g・うすくちしょうゆ 0.5 g・油 2 g／**かぼちゃの炊き合わせ**：かぼちゃ（西洋）80 g・オクラ 15 g・だし汁 100 g・みりん 2 g・しょうゆ 3 g・塩 0.2 g／**すいか** 150 g

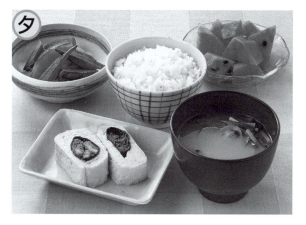

7 脳の障害・病気と栄養ケア

1）脳血管疾患

脳卒中とも呼ばれ，脳の血管が破れたり（脳出血），詰まったり（脳梗塞，脳塞栓）して，その部分の脳のはたらきが失われてしまう病気です（図7-10）。

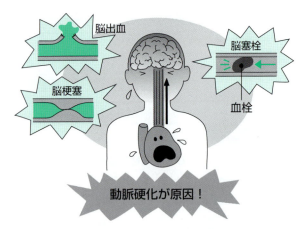

図7-10　脳血管疾患

摂食嚥下障害の原因疾患の約4割は脳卒中です。誤嚥性肺炎を併発しないよう，口腔ケアを行う必要があります。急性期では，全患者の約7割に摂食嚥下障害がみられ，約3割で誤嚥が起こるといわれていますが，その多くで治療やリハビリテーションの効果が得られるとされ，回復期までに少なからず改善が期待できます。その一方で，約1割には重度の嚥下障害が残るとの報告もあります。

半側空間無視とは損傷により大脳半球が障害され，半側からの刺激が認識できなくなる症状のことです。健側に問題はないものの，症状のある半側を壁や柱にぶつけたり，置かれたコップを認識できずに倒してしまうといった支障を多く認めます。食事の場面では，半側にある料理に全く手をつけずに残すというような場合に，その疑いがあります。

2）脳梗塞の介助（介護・支援）の留意点

高次脳機能障害をともなった重症脳梗塞の場合，退院後は，自宅か介護施設に移ることになりますが，後遺症によって，日常生活に支障が出る場合は介護が必要になります。後遺症は障害を受けた部位によって異なります。

在宅での介助の場合は，訪問介護や訪問入浴介護，自宅のバリアフリー化，福祉用具レンタル・購入などの在宅介護サービスを受けることができます。また，利用者が日帰りで施設などに通う通所介護（デイサービス）や，通所リハビリテーション（デイ

ケア）などの利用も可能です。介護施設も条件を満たせば入所可能ですので，対象者の症状や，家庭環境，家族のさまざまな事情などを判断して検討します。

◆**コミュニケーション**　　失語症や構音障害で，本人とのコミュニケーションが円滑にできない場合，本人は意思が伝わらずにイライラしますので，介助者は復唱し，文字盤を指して理解するなどします。

◆**食　事**　　手足の麻痺による食事の介助は，本人の食べるスピードに合わせて，ひと口ずつ食べ物を口に入れます。急がせたり，一度に多量の食べ物を詰め込んだりすると窒息につながります。声掛けをしながら楽しい雰囲気作りを行うことも大切です。残存機能により自身で食事ができる場合は，自助具を利用しながら本人に任せ，できない部分のみを介助するようにします。

　食事や排せつなどで周囲を汚しても，本人の尊厳を大切にして精神的なダメージを与えないようにします。日常は車椅子生活でも，リハビリテーションを行っている場合は，消費エネルギーも高くなりますから十分な食事量を提供します。

■ 3）認 知 症

　認知症の症状は，中核症状（直接的に起こる症状）と周辺症状（周囲の人とのかかわりの中で起きてくる症状）に区別されます。食事と関連する中核症状として，記憶障害（食べたこと，食べることを忘れる）や失認（食べ物や食器が認識できない），失行（食器具などの使い方を忘れる），実行機能障害（数品の料理が同時に並ぶなど情報量が多い場合に混乱して，どのように食事をしてよいのかわからない）などがあり，これらと周辺症状が組み合わさって，拒食（食事を拒否する），異食（包装など，食べ物ではないものを食べてしまう），盗食（他人の食べ物を盗って食べてしまう），過食（四六時中食べ物を欲し，食べ過ぎる）などの食行動異常が起こります。

　食事の盛付に関する対応例を図 7-11 に示します。認知を向上させることや，シンプルな盛付とすることで，認知症の人が食事に集中しやすくなります。

　レビー小体型認知症では日内・日間変動が大きく，パーキンソン症状とともに嚥下障害が出やすく，食欲が低下しやすいとされています。幻視（存在しないものが見える）も特徴で，食べ物の中に虫や異物が見えてしまうこともあります。

　前頭側頭型認知症（ピック病）では，常同行動による過食（特定の食べ物に固執する，口いっぱいに詰め込む，かまずに丸飲みするなど）が認められます。そのため，窒息のリスクが高く，食事介助時に注意が必要です。異食も特徴ですが，原因も多様なため，対応はさまざまです。室内などの環境整備（食べないように予防）や緊急時の対応（食べたときの対応法）の事前確認などが重要です。

■第7章　障害者・要介護者の栄養ケア

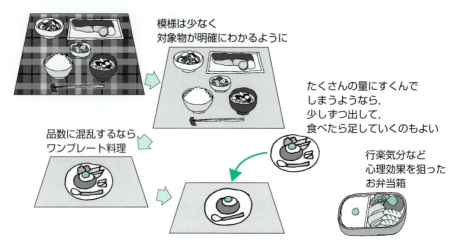

図7-11　食事の盛付に関する対応例

■4）認知症の介助（介護・支援）の留意点

　対応方法では，認知症の人が自分が必要な存在だと感じられること，本人のプライドを傷つけないことが大事です。①叱らない，②指摘しない，③否定・議論しないようにします。できるだけ相手の意思を受け止めてくみ取るようにして，穏やかな声で対応します。何度もいい聞かせようとしても，理解できず，信頼関係を損ねる結果となります。本人ができることを見いだし，できることを「お願いする」と，達成感や互いの信頼感につながります。感謝の気持ちを伝えることも有効です。その際，たんに言葉だけでなく，対象者の正面に立ちしっかりと目をみて，ていねいに「○○さんのおかげで本当に助かりました」というなど，対象者の尊重や感謝の気持ちを態度で表すとよいでしょう。

　留意点は精神面への介助が主となります。

◆**環境を変えない**　　なるべく環境を変えず，人間関係，生活環境，生活習慣を本人のリズムやペースに合わせるようにします。

◆**孤独にさせない**　　人とかかわる時間を定期的に設け，在宅ではときどき話しかける，施設では他の入所者と顔を合わせ，交流する機会を設けるとよいでしょう。孤独は不安感を募らせ，不安感は認知症を悪化させます。介助者の笑顔は，本人の笑顔を呼び，笑顔は不安を和らげ，症状の進行を遅らせ，QOLを高めます。

◆**外出の機会の確保**　　認知症が進みコミュニケーションが難しくなると，行動範囲が狭まり，社会的つながりがしだいに失われていきます。外に出てもらい，よそゆきの顔を作ることは社会性を保つ大切な機会です。

■脳血管疾患の場合の 1 日の食事例■

〔朝〕
トースト：食パン 90 g・いちごジャム（低糖度）10 g/**野菜のチャウダー**：キャベツ 30 g・にんじん 15 g・たまねぎ 15 g・セロリー 15 g・ボンレスハム 10 g・洋風だし 40 g・水 40 g・牛乳 80 g・油 2 g・小麦粉 2 g/**目玉焼き**：卵 50 g・油 2 g・きゅうり 40 g・ノンオイルドレッシング 5 g/**バナナヨーグルト**：プレーンヨーグルト 120 g・バナナ 50 g

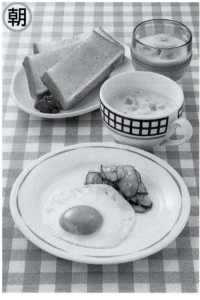

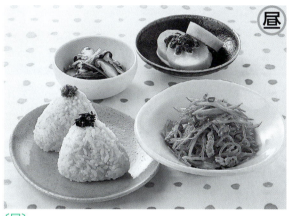

〔昼〕
おにぎり：胚芽米ごはん 200 g・かつお節 1 g・しょうゆ 0.5 g・つくだ煮昆布 5 g/**ごぼうとこんにゃくのきんぴら風**：ごぼう 40 g・糸こんにゃく 30 g・豚肉（もも）30 g・油 3 g・砂糖 2 g・しょうゆ 5 g・赤とうがらし（適宜）・だし汁 20 g・白ごま 4 g/**みずなのお浸し**：みずな 50 g・生しいたけ 10 g・しょうゆ 2 g・だし汁 5 g/**さつまいものミルク煮**：さつまいも 75 g・砂糖 5 g・牛乳 50 g・干しぶどう 5 g

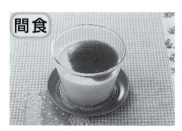

〔間食〕
なめらかプリン：卵 25 g・牛乳 50 g・生クリーム 25 g・砂糖 18 g・グラニュー糖 8 g・水 2 g・湯 4 g

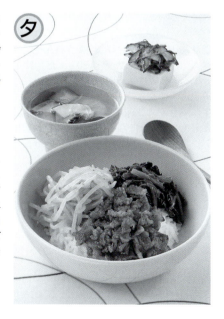

〔夕〕
ビビンバ：ごはん 160 g・牛肉（かた）50 g・うすくちしょうゆ 5 g・ごま油 3 g・ほうれんそう 50 g・うすくちしょうゆ 4 g・いりごま 2 g・ごま油 1 g・もやし 50 g・うすくちしょうゆ 4 g・ごま油 1 g/**中華風つみれ汁**：つみれ 30 g・チンゲンサイ 10 g・たけのこ 10 g・はるさめ 3 g・中華だし 150 g・塩 1 g・酒 1 g/**豆腐サラダ**：絹ごし豆腐 50 g・きゅうり 15 g・青じそ 0.5 g・ノンオイルドレッシング 5 g

■第7章　障害者・要介護者の栄養ケア

■認知症の場合の1日の食事例■

〔朝〕
ロールパンサンド：ロールパン60g・ツナ（ノンオイル缶詰）20g・マヨネーズ4g・スモークサーモン10g・カッテージチーズ15g・サラダな10g/**キャベツとたまねぎのトマトスープ**：キャベツ50g・たまねぎ25g・トマト25g・水150g・固形コンソメ1g・塩0.6g・こしょう（少々）/**ヨーグルト（加糖）**100g/**メロン**80g

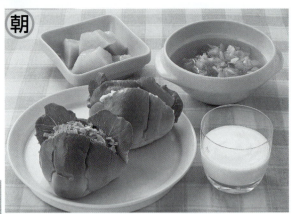

〔昼〕

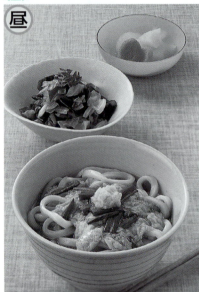

かきたまうどん：ゆでうどん200g・卵50g・だし汁200g・しょうゆ9g・みりん6g・かたくり粉3g・水10g・万能ねぎ3g・しょうが5g/**キャベツのお浸し**：キャベツ80g・塩蔵わかめ10g・しょうゆ3g・だし汁15g・木の芽（適宜）/**りんごとあんずのコンポート**：りんご80g・水80g・砂糖10g・干しあんず10g

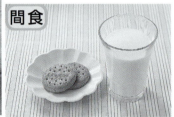

〔間食〕
低脂肪牛乳200g/**ビスケット（ソフト）**20g

〔夕〕
ごはん160g/**はんぺんとほうれんそうの清し汁**：はんぺん10g・ほうれんそう20g・だし汁150g・塩0.5g・しょうゆ2g/**さわらのみそ焼き**：さわら80g・塩0.2g・酒10g・西京みそ10g・みりん6g・ゆずの皮（適宜）・アスパラガス30g/**さといものレンジ蒸しあんかけ**：さといも100g・にんじん20g・だし汁100g・しょうゆ4g・砂糖3g・かたくり粉2g・水5g

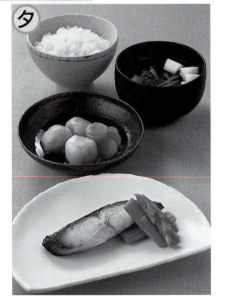

8　呼吸器の障害・病気と栄養ケア

1）肺　　炎

　原因はさまざまですが，感染によるものが最も多いことは確実です。一般的に早期の受診と適切な薬物療法で対応できます。しかし，高齢者の場合には特徴的な症状が現れにくく，特に誤嚥性肺炎などでは根本的な原因を取り除くことが難しいために慢性化してしまう場合が多くあります。高齢者では，口腔内の細菌を誤嚥することによって誤嚥性肺炎をきたすことが最も多いと考えられています。

　認知症や身体機能に問題があり，自分で歯磨きができない場合には，介助者による定期的な口腔ケアを行う必要があります。

2）気管支喘息

　発作性の咳や喘鳴（ゼーゼー，ヒューヒューといった呼吸の雑音）をともなう呼吸困難を繰り返す病気です。症状がないときでも気道にはつねに軽度の炎症が起きており，健康な人に比べて気道が狭く空気が通りにくくなっているため，発作によって呼吸困難が誘発されます。小児，成人ともに患者数は増加の一途で，年間で1,000人以上が亡くなっています。背景として，特に住環境（ハウスダストやペット）や食生活の問題が関与していると考えられています。

　食事に関しては，栄養バランスがよいことがまずは大切ですが，食べ過ぎに注意が必要です。発作後は無理に食事をとる必要はありません。鮮度の落ちた魚（ヒスタミンを含み，発作を誘発する）やアレルゲンとなる食物，食品添加物（保存料など）などの摂取には注意が必要です。炭酸飲料や香辛料の刺激で発作が起きた人もいます。

3）閉塞性慢性肺疾患（COPD）

　喫煙などで気管支や肺に障害が起き，呼吸がしにくくなる疾患です。「肺の生活習慣病」と呼ばれることもあります。日常的に咳や痰が出て，病状の進行とともに息切れや息苦しさを感じるようになります。しだいに日常生活にも支障が出るほど呼吸機能が低下します。インフルエンザなどの気道感染症は病気の進行を早めます。睡眠や運動習慣に加え，栄養バランスのとれた食事を規則正しく食べることは健康増進と維持に重要です。

　COPDでは，健康な人より多くのエネルギーや栄養素が必要とされ，通常の1.5倍程度をとることが勧められています。ただ，呼吸の問題もあり，1回の食事量が十分でない場合には回数を分けることや，間食で不足分を補うことが必要となります。

125

■ 第7章　障害者・要介護者の栄養ケア

■4）呼吸器疾患の介助（介護・支援）の留意点

　息苦しさを軽減するアドバイスや喀痰吸引と経管栄養の知識が重要です。食事摂取量，体重・体温・血圧・脈拍などもできれば毎日チェックします。在宅では，生活環境を整え，酸素ボンベの移動がしやすいようにします。

　痰の量は1日あたり，健常な成人で100 mL程度です。空気の通り道に痰があると，呼吸時の気道抵抗が増加するため，呼吸に努力を要しそのため息切れが強くなります。排痰のための介助についての知識・技術はしっかりと身につけておきましょう。

◆呼吸のマネジメント　　息苦しさを軽減するには，本人に呼吸をマネジメントすることを覚えてもらうことも大切です。息を吸うときは，口すぼめ呼吸で動作を止め，動作をするときは息を吐きながら行うことをマスターしてもらうことです。抱き起こす場合は，息を吐いてもらうようにします。

◆着替え・整容　　着替えや洗面・洗髪の介助では，本人が腕を肩より高く上げたり，前かがみになると，息切れが助長されるので，椅子に腰かけて肘を洗面台に乗せるなどします。歯磨きでは，時間短縮のために電動歯ブラシを利用してもらうのもよいでしょう。

◆排　便　　排便時は，力むと息を止めてしまい，息苦しくなるので呼吸に合わせて，息を吐きながら力むようにし，排便後は，息を整えてから後始末をするようにします。

◆入　浴　　入浴では，椅子に座って息を吐きながらからだを洗う，浴槽では首までつかると胸が圧迫されて息苦しくなるので，湯の高さをみぞおち位にする，湯船の中に椅子を置くなどして高さを調節します。

◆食　事　　食事の介助では，テーブルと椅子の高さを調節して，疲れにくく食べやすい高さとします。背筋を伸ばし（背中にクッションを置く），呼吸に合わせてゆっくり料理を口に運びます。少量頻回食で間食にも栄養価の高い料理を供します。すぐに疲れてしまう・満腹になるなどの場合は，食事の前に十分な休息をとり，肉や魚など栄養価の高いものから優先して食べてもらいます。食事中の酸素飽和度*を計り記録して主治医に相談することも必要です。

＊酸素飽和度（SpO_2）は，酸素を体内にとり込む力が落ちてくると下がる。一般的に96〜99％が標準値とされ，90％以下の場合，呼吸不全になっている可能性がある。パルスオキシメータに指をはさんで簡易に測定できる。

8 呼吸器の障害・病気と栄養ケア

■呼吸器疾患の場合の1日の食事例■

〔朝〕
フレンチトースト：ネフロパン60g・卵25g・牛乳25g・砂糖3g・無塩バター6g・はちみつ5g/**ツナと生野菜のサラダ**：ツナ（缶詰）20g・レタス20g・きゅうり25g・ミニトマト20g・フレンチドレッシング10g/**オレンジ**45g/**紅茶**100g

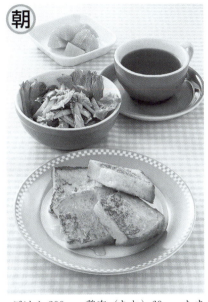

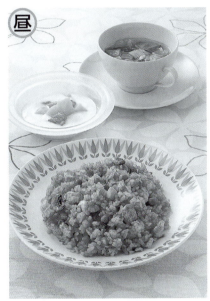

〔昼〕
チキンライス：ごはん200g・鶏肉（むね）60g・たまねぎ20g・にんじん10g・マッシュルーム（缶詰）20g・大豆油5g・無塩バター4g・ケチャップ25g・塩0.3g・こしょう（少々）・グリンピース（冷凍）6g/**野菜のコンソメスープ**：キャベツ40g・セロリー5g・たまねぎ20g・にんじん10g・さやえんどう5g・水100g・うすくちしょうゆ3g・固形コンソメ0.5g/**フルーツヨーグルト**：ヨーグルト（加糖）70g・もも（缶詰）20g・みかん（缶詰）20g

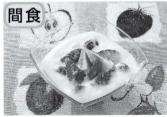

〔間食〕
いちごのヨーグルト和え：いちご50g・ヨーグルト（加糖）100g

〔夕〕
ちらしずし：米85g・だし昆布0.3g・合わせ酢23g・かんぴょう3g・ごぼう10g・にんじん10g・砂糖1g・うすくちしょうゆ0.5g・塩0.1g・だし汁50g・こえび20g・しょうゆ0.6g・みりん1g・だし汁15g・乾しいたけ2.5g・砂糖1g・しょうゆ1.2g・だし汁50g・卵30g・大豆油1g・あなご30g・しょうゆ1.8g・砂糖0.8g・みりん2g・大豆油1g・さやいんげん8g・甘酢しょうが3.5g/**がんもとれんこんの椀盛**：がんもどき20g・れんこん30g・大豆油3g・根みつば5g・うすくちしょうゆ1.5g・しょうゆ1.8g・みりん0.5g・だし汁50g・かたくり粉1.5g/**しゅんぎくとしめじの和え物**：しゅんぎく50g・しめじ10g・しょうゆ1.2g

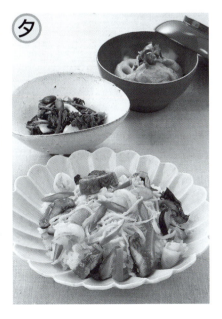

資料

1. **食事・栄養・口腔ケア・褥瘡管理等に関する介護保険報酬・診療報酬** …………… 130
   - 栄養・食事に関連する介護保険報酬の単位数と概要・要件　130
   - 口腔ケア・褥瘡管理に関する介護保険報酬の単位数と概要・要件　131
   - 栄養・食事・リハビリテーション等に関する診療報酬の単位数と概要・要件　132

2. **健康増進に関する指針** ……………………………………………………… 133
   - 健康のための食生活指針　133
   - 健康づくりのための休養指針　134
   - 健康づくりのための睡眠指針2014～睡眠12箇条～　134
   - 健康日本21（第二次）の目標項目と数値目標〔抜粋〕　135
   - 健康づくりのための身体活動基準2013　135

3. **食事に関する指針** …………………………………………………………… 136
   - 食事バランスガイド　136
   - 日本人の食事摂取基準（2015年版）〔抜粋〕　136
   - 嚥下調整食学会分類2013　食事　早見表〔抜粋〕　137
   - 嚥下調整食学会分類2013　とろみ　早見表〔抜粋〕　137
   - 発達期摂食嚥下障害児（者）のための嚥下調整食分類2018　主食表〔抜粋〕　138
   - 発達期摂食嚥下障害児（者）のための嚥下調整食分類2018　副食表〔抜粋〕　138

4. **栄養スクリーニング・ツール** ……………………………………………… 139
   - 高齢者のための栄養チェックリスト（DETERMINE）　139
   - 成長曲線（0～17.5歳）　139

5. **褥瘡評価ツール** ……………………………………………………………… 140
   - ブレーデンスケール　140
   - DESIGN 重症度分類用　141
   - K式スケール　141
   - OHスケール　141

6. **一般的に利用されるパラメータと栄養アセスメント** ……………………… 142

7. **臨床検査の基準範囲と意味** ………………………………………………… 143

■ 資　　　料

1. 食事・栄養・口腔ケア・褥瘡管理等に関する介護保険報酬・診療報酬

●栄養・食事に関連する介護保険報酬の単位数と概要・要件

加算の種類	サービスの種類	単位数	概　要・要　件
栄養マネジメント加算	〔施設〕・介護福祉施設サービス・介護保健施設サービス・介護療養施設サービス・介護医療院〔地域〕・地域密着型介護老人福祉施設入所者生活介護	14 単位/日	・入所時に栄養状態を把握，低栄養状態の個別栄養ケア計画を作成，計画による栄養管理，栄養状態の定期的な記録・評価，必要に応じ計画を見直している場合に算定。・常勤管理栄養士は，同一敷地内の他の介護保険施設（1施設に限る）との兼務も認める。
栄養改善加算	〔居宅〕・通所介護　・通所リハビリテーション〔地域〕・地域密着型通所介護　・認知症対応型通所介護〔介予〕・介護予防通所リハビリテーション〔地予〕・介護予防認知症対応型通所介護	150 単位/回	・低栄養状態またはそのおそれのある利用者に対する，個別的栄養食事相談等の栄養管理で，心身の状態の維持・向上に資すると認められるものを行った場合に算定。・当該事業所の職員あるいは外部（他の介護事業所・医療機関・栄養ケアステーション）との連携により管理栄養士を1名以上配置していること。・原則として3か月間に限り月2回を限度に加算。3か月ごとに評価を行い，必要に応じて継続算定することも可能。
居宅療養管理指導費		単一建物居住者が1人　　537単位単一建物居住者が2～9人　483単位単一建物居住者が10人以上　442単位	・医師の指示に基づき，特別食（医師の食事箋に基づく腎臓病食，糖尿病食，脂質異常症食，痛風食等）を必要とする，または低栄養状態と医師が判断した利用者に対して，管理栄養士が，居宅または居住系施設等を訪問し，栄養管理に関する情報提供・栄養食事相談・助言を行った場合に算定。・月2回を限度とし，30分/回以上の指導が必要。
	〔介予〕・介護予防居宅療養管理指導		
経口移行加算	〔施設〕・介護福祉施設サービス・介護保健施設サービス　・介護療養施設サービス　・介護医療院〔地域〕・地域密着型介護老人福祉施設　・入所者生活介護	28 単位/日	・栄養マネジメント加算を算定している施設で，経管により栄養摂取している入所者に対して，経口移行計画に従い，医師の指示を受けた管理栄養士・栄養士による栄養管理，言語聴覚士・看護職員による支援が行われた場合に算定。
経口維持加算	〔施設〕・介護福祉施設サービス　・介護保健施設サービス　・介護療養施設サービス　・介護医療院〔地域〕・地域密着型介護老人福祉施設入所者生活介護	（Ⅰ）400 単位/月	・現在，経口摂取している摂食機能障害・誤嚥を有する入所者に対し，医師・歯科医師の指示に基づき，医師，歯科医師，管理栄養士，看護師，介護支援専門員その他の職種が共同して食事の観察と会議等を行い，個別の経口維持計画を作成している場合であって，医師・歯科医師の指示（歯科医師が指示を行う場合にあっては，指示を受ける管理栄養士等が医師の指導を受けている場合に限る）に基づき管理栄養士等が栄養管理を行った場合に算定。
		（Ⅱ）100 単位/月	・当該施設が協力歯科医療機関を定めている場合で，経口維持加算（Ⅰ）において行う食事の観察と会議等に，医師（人員基準に規定する医師を除く），歯科医師，歯科衛生士，言語聴覚士が加わった場合，（Ⅰ）に加えて算定。
療養食加算	〔施設〕・介護福祉施設サービス　・介護保健施設サービス・介護療養施設サービス　・介護医療院〔地域〕・地域密着型介護老人福祉施設入所者生活介護〔介予〕・介護予防短期入所生活介護　・介護予防短期入所療養介護	6 単位/回	・利用者の病状等に応じて，主治医による疾患治療の直接手段として発行された食事箋に基づき，管理栄養士・栄養士の管理のもと，療養食（利用者の年齢や病状等に対応した栄養量・内容を有する治療食・特別な場合の検査食）を提供したとき，1日3食を限度とし，1食を1回として1回当たりで算定。・治療食：糖尿病食，腎臓病食，肝臓病食，胃潰瘍食，貧血食，膵臓病食，脂質異常性食，痛風食
	〔居宅〕・短期入所生活介護・短期入所療養介護	8 単位/回	・上記と同様。経口維持加算と併算可。
栄養スクリーニング加算	〔居宅〕・通所介護　・特定施設入居者生活介護〔地域〕・地域密着型通所介護・認知症対応型通所介護　・小規模多機能型居宅介護　・認知症対応型共同生活介護　・地域密着型特定施設入居者生活介護　・複合型サービス〔介予〕・介護予防通所リハビリテーション　・介護予防特定施設入居者生活介護〔地予〕・介護予防認知症対応型通所介護　・介護予防小規模多機能型居宅介護　・介護予防認知症対応型共同生活介護	5 単位/回	・利用開始時および利用中6か月ごとに栄養状態について確認（管理栄養士以外の介護職員等でも実施可能な栄養スクリーニング）を行い，栄養状態にかかわる情報（医師・歯科医師・管理栄養士等への相談提言を含む）を介護支援専門員と文書で共有した場合に算定。1回/6か月が限度。

130

1．食事・栄養・口腔ケア・褥瘡管理等に関する介護保険報酬・診療報酬 ■

低栄養リスク改善加算	〔施設〕・介護福祉施設サービス　・介護保健施設サービス　・介護療養施設サービス　・介護医療院〔地域〕・地域密着型介護老人福祉施設　・入所者生活介護	300 単位/月	・経口移行加算・経口維持加算を算定せず，低栄養リスクが「高」の入所者に対し，月1回以上，多職種共同で栄養管理のための会議を行い，栄養ケア計画を作成し，作成した計画に基づき，管理栄養士等が対象となる入所者に対し食事の観察を週6回以上行い，個別の栄養状態，嗜好等を踏まえた食事・栄養調整等を行う場合に算定。・栄養マネジメント加算を算定しており，栄養ケア計画を月1回以上見直していること。・新規入所時・再入所時のみ算定可能。入所者・その家族の同意を得られた日の属する月から起算して6か月以内の期間に限る。それを超えた場合は原則として算定しない。
再入所時栄養連携加算	〔施設〕・介護福祉施設サービス　・介護保健施設サービス　・介護療養施設サービス　・介護医療院〔地域〕・地域密着型介護老人福祉施設入所者生活介護	400 単位/回	・入所者が医療機関に入院し，介護保険施設入所時とは大きく異なる栄養管理が必要となった場合（経管栄養・嚥下調整食の新規導入）であって，介護保険施設の管理栄養士が医療機関での栄養食事指導に同席し，再入所後の栄養管理について医療機関の管理栄養士と相談のうえ栄養ケア計画原案を作成し，介護保険施設へ再入所した場合に1回に限り算定。栄養マネジメント加算を算定していること。

●口腔ケア・褥瘡管理に関する介護保険報酬の単位数と概要・要件

加算の種類		単位数	概　要・要　件
口腔衛生管理体制加算	〔居宅〕・特定施設入居者生活介護　・地域密着型特定施設入居者生活介護　・認知症対応型共同生活介護〔施設〕・介護福祉サービス　・介護老人保健サービス　・介護療養施設サービス〔地域〕・地域密着型介護老人福祉施設入所者生活介護	30 単位/月	・歯科医師・歯科医師の指示を受けた歯科衛生士による介護職員に対する口腔ケアにかかわる技術的助言・指導を月1回以上行っている場合に算定。施設・居住両サービスを対象とする。
口腔衛生管理加算	〔施設〕・介護福祉サービス　・介護老人保健サービス　・介護療養施設サービス　・介護医療院〔地域〕・地域密着型介護老人福祉施設入所者生活介護	90 単位/月	・口腔衛生管理体制加算を算定しており，歯科医師の指示を受けた歯科衛生士が，入所者に対する口腔ケアを月2回以上行った場合に算定。
口腔機能向上加算		100 単位/月	・口腔機能低下またはそのおそれのある利用者に対し，歯科衛生士等の関係職種が共同して口腔機能改善の計画を作成，これに基づく適切なサービスの実施，定期的な評価と計画見直し等の一連のプロセスを実施した場合に算定。・月2回を限度とする。
選択的サービス複数実施加算	〔介予〕・介護予防通所介護　・介護予防通所リハビリテーション　・介護予防訪問介護　・介護予防訪問リハビリテーション	（Ⅰ）480 単位/月（Ⅱ）700 単位/月	・生活機能向上に資する選択的サービス（運動器機能向上・栄養改善・口腔機能向上）のうち，複数のプログラムを組み合わせて実施した場合，2回/月以上，2つの選択的サービス実施で加算（Ⅰ），3つ実施で加算（Ⅱ）を算定。・本加算算定時には，運動器機能向上・栄養改善・口腔機能向上加算は算定できない。
褥瘡マネジメント加算	〔施設〕・介護福祉サービス　・介護老人保健サービス〔地域〕・地域密着型介護老人福祉施設入所者生活介護	10 単位/月	・個別の褥瘡発生リスクについて，「介護保険制度におけるサービスの質の評価に関する調査研究事業」において明らかになったモニタリング指標を用い，施設入所時に評価。少なくとも3月に1回評価を行い，その結果を提出し，褥瘡発生リスクがあるとされた入所者に対して，関連職種が共同して褥瘡管理に関するケア計画を作成し，計画に基づいて管理を実施した場合に算定。

注）〔居宅〕…居宅サービス，〔施設〕…施設サービス，〔地域〕…地域密着型サービス，〔介予〕…介護予防サービス，　〔地予〕…地域密着型介護予防サービス

■ 資　　料

●栄養・食事・リハビリテーション等に関する診療報酬の単位数と概要・要件

	指導料	点　　数	概要・要件
管理栄養士が栄養指導を行う	①外来栄養食事指導料	初　回…260点 2回目以降…200点	初回おおむね30分以上，2回目以降おおむね20分以上，栄養指導を行った場合に算定。原則として初回指導を行った月は2回が限度，その他の月は1回が限度。
	②入院栄養食事指導料（週1回）	入院栄養食事指導料1 初　回…260点 2回目…200点	初回おおむね30分以上，2回目おおむね20分以上，入院中2回を限度に算定。
		入院栄養食事指導料2 初　回…250点 2回目…190点	診療所に入院中の患者が対象。診療所の医師の指示に基づく栄養ケア・ステーションおよび他の医療機関の管理栄養士による対面指導に限る。算定基準は1と同じ。
	③在宅患者訪問栄養食事指導料	単一建物診療患者が 1人の場合…530点 単一建物診療患者が2人以上 9人以下の場合…480点 上記以外の場合…440点	医師が栄養管理を必要と認めた者で，管理栄養士が患家を訪問し，患者の生活条件，嗜好等を勘案した食品構成に基づく食事計画案または献立等を示した栄養食事指導箋を患者かその家族等に交付するとともに，指導箋に従った具体的指導（30分以上）で算定。1人につき月2回が限度。
	④集団栄養食事指導料	80点	特別食を必要とする複数の患者に対して管理栄養士が栄養指導を行った場合，患者1人月1回に限り算定。入院中の患者の場合，入院期間が2か月を超えても入院期間中2回が限度。15人以下を標準とし，指導時間は1回40分を超えるものとする。
チーム医療として管理栄養士が参画する	⑤糖尿病透析予防指導管理料	350点	糖尿病通院患者のうち，HbA1cがNGSP値で6.5%以上（JSD値で6.1%以上）または内服薬やインスリン製剤を使用している者で糖尿病性腎症第2期以上の患者に対し，月1回に限り算定。透析予防診療チーム（専任医師・医師の指示を受けた専任看護師（または保健師）・管理栄養士）による糖尿病治療ガイド（日本糖尿病学会）等に基づく個別指導を行う。
	⑥栄養サポートチーム加算（週1回）	200点	栄養障害・栄養障害の状態になることが見込まれる患者に対し多職種チーム（栄養サポートチーム）が診療することを評価した加算。①血中Alb値が3.0g/dL以下で栄養障害を有する，②経口摂取または経腸栄養への移行を目的に静脈栄養法実施中，③経口摂取への移行を目的に経腸栄養法実施中，④栄養治療により改善が見込める，のいずれかに該当する者が対象。
	⑦摂食障害入院医療管理加算	30日以内…200点/日 31日以上60日以内…100点/日	医師・看護師・管理栄養士等による治療の計画の提供を評価した加算。入院日から起算して60日を限度とし入院期間に応じ所定点数に加算。摂食障害による著しい体重減少が認められる者でBMI15未満の者が対象。
	⑧在宅患者訪問褥瘡管理指導料	750点	多職種からなる在宅褥瘡対策チームが行う指導管理について算定。初回訪問から起算して6か月以内に限り，評価のためのカンファレンスを実施した場合に基づき2回を限度に所定点数を算定。当該指導料を算定した場合，初回訪問から1年以内は当該指導料を算定できない。
	⑨緩和ケア診療加算	390点/日	悪性腫瘍を有する患者に緩和ケアに係る必要な栄養食事管理を行った場合，個別栄養食事管理加算*として1日70点を所定点数に加算。
	⑩入院時支援加算*（退院時1回）	200点	入院が決まった患者に，入院前に，入院中の治療や入院生活に係る計画に備えて療養支援の計画を立て，栄養状態の評価等を実施し，患者および病棟職員と共有した場合に算定。
	⑪回復期リハビリテーション病棟入院料1*	2,085点/日	管理栄養士がリハビリテーション実施計画等の作成に参画し，管理栄養士を含む医療従事者が計画に基づき栄養状態の定期的評価や計画見直しを行う場合等に算定。当該病棟に専任常勤管理栄養士1名以上の配置が望ましい。
	⑫退院時共同指導料1,2**（入院中1～2回）	退院時共同指導料1 在宅療養を担う期間 施設基準に適合している 場合地方厚生局長に届出 1-1　た診療所…1,500点 1-2　1-1以外の診療所…900点 退院時共同指導料2 入院中の医療機関…400点	入院中の医療機関の保険医・看護師等・薬剤師・管理栄養士・理学療法士等・社会福祉士が，患者同意のもと退院後療養上必要な説明・指導を，在宅療養担当医療機関の保険医・保険医の指示を受けた看護師等・薬剤師・管理栄養士・理学療法士等・社会福祉士・在宅療養担当医療機関の保険医の指示を受けた訪問看護ステーションの看護師等（准看護師を除く）と共同で行ったうえでの文書による情報提供で算定。入院中1回。厚生労働大臣が定める疾病等の患者は，入院中2回。
	⑬在宅半固形栄養経管栄養法指導管理料*	2,500点	在宅半固形栄養経管栄養法を行っている入院中の患者以外の患者（別に厚生労働大臣が定める者に限る）に，在宅半固形栄養経管栄養法に関する指導管理を行った場合に算定。最初に算定した日から起算して1年を限度。市販食品の半固形栄養剤を使用する場合，入院患者には退院時に管理指導を行う。また，経口摂取の回復に向けて嚥下調整食などの指導管理を行う。

注）①②③の個別栄養食事指導は，入院時食事療養の特別食を医師が必要と認めた者または，「がん」「摂食機能または嚥下機能低下」「低栄養状態」のいずれかに該当する者を対象とし，管理栄養士が患者に対し具体的な献立等の指導を行った場合に算定する。

　＊平成30年改定から算定が認められたもの。
＊＊平成30年度から管理栄養士が加わったもの。

2．健康増進に関する指針

●健康のための食生活指針 （平成 12 年 3 月 23 日文部省・厚生省・農林水産省決定，平成 28 年 6 月一部改正）

食事を楽しみましょう。
　　　毎日の食事で，健康寿命をのばしましょう。
　　　おいしい食事を，味わいながらゆっくりよく噛んで食べましょう。
　　　家族の団らんや人との交流を大切に，また，食事づくりに参加しましょう。

1 日の食事のリズムから，健やかな生活リズムを。
　　　朝食で，いきいきした 1 日を始めましょう。
　　　夜食や間食はとりすぎないようにしましょう。
　　　飲酒はほどほどにしましょう。

適度な運動とバランスのよい食事で，適正体重の維持を。
　　　普段から体重を量り，食事量に気をつけましょう。
　　　普段から意識して身体を動かすようにしましょう。
　　　無理な減量はやめましょう。
　　　特に若年女性のやせ，高齢者の低栄養にも気をつけましょう。

主食，主菜，副菜を基本に，食事のバランスを。
　　　多様な食品を組み合わせましょう。
　　　調理方法が偏らないようにしましょう。
　　　手作りと外食や加工食品・調理食品を上手に組み合わせましょう。

ごはんなどの穀類をしっかりと。
　　　穀類を毎食とって，糖質からのエネルギー摂取を適正に保ちましょう。
　　　日本の気候・風土に適している米などの穀類を利用しましょう。

野菜・果物，牛乳・乳製品，豆類，魚なども組み合わせて。
　　　たっぷり野菜と毎日の果物で，ビタミン，ミネラル，食物繊維をとりましょう。
　　　牛乳・乳製品，緑黄色野菜，豆類，小魚などで，カルシウムを十分にとりましょう。

食塩は控えめに，脂肪は質と量を考えて。
　　　食塩の多い食品や料理を控えめにしましょう。食塩摂取量の目標値は，男性で 1 日 8g 未満，女性で 7g 未満とされています。
　　　動物，植物，魚由来の脂肪をバランスよくとりましょう。
　　　栄養成分表示を見て，食品や外食を選ぶ習慣を身につけましょう。

日本の食文化や地域の産物を活かし，郷土の味の継承を。
　　　「和食」をはじめとした日本の食文化を大切にして，日々の食生活に活かしましょう。
　　　地域の産物や旬の素材を使うとともに，行事食を取り入れながら，自然の恵みや四季の変化を楽しみましょう。
　　　食材に関する知識や調理技術を身につけましょう。
　　　地域や家庭で受け継がれてきた料理や作法を伝えていきましょう。

食料資源を大切に，無駄や廃棄の少ない食生活を。
　　　まだ食べられるのに廃棄されている食品ロスを減らしましょう。
　　　調理や保存を上手にして，食べ残しのない適量を心がけましょう。
　　　賞味期限や消費期限を考えて利用しましょう。

「食」に関する理解を深め，食生活を見直してみましょう。
　　　子供のころから，食生活を大切にしましょう。
　　　家庭や学校，地域で，食品の安全性を含めた「食」に関する知識や理解を深め，望ましい習慣を身につけましょう。
　　　家族や仲間と，食生活を考えたり，話し合ったりしてみましょう。
　　　自分たちの健康目標をつくり，よりよい食生活を目指しましょう。

■ 資　　料

●健康づくりのための休養指針 (平成 6 年 5 月厚生省)

1　生活にリズムを
　　睡眠時間・食事時間・自由時間等，生活にリズムをもたせ，休養を取り入れよう
　　●早めに気付こう，自分のストレスに
　　　・生活の乱れは疲労やストレスのもと　・精神的ストレスは，気づきとコントロールが大切
　　●睡眠は気持ちよい目覚めがバロメーター
　　　・平均 6 時間，毎日同じリズムで質の高い睡眠を
　　●入浴で，からだもこころもリフレッシュ
　　　・入浴は疲労・緊張の解消，リンパ液の循環，代謝促進等に有効
　　　・年齢や身体状況に応じた入浴を
　　●旅に出かけて，こころの切り換えを
　　　・旅行等で，能動的なこころの切り換えを
　　●休養と仕事のバランスで能率アップと過労防止
　　　・仕事に見合った休養を
2　ゆとりの時間でみのりある休養を
　　無理なく長続きのできる休養のしかたを，工夫して創りあげよう
　　● 1 日 30 分，自分の時間をみつけよう
　　　・のんびりとしたひとときを作ろう
　　●活かそう休暇を，真の休養に
　　　・休日は疲れをとって，趣味や余暇活動でゆったり休養
　　　・長めの休暇で，健康チェックや健康づくりのための運動を
　　●ゆとりの中に，楽しみや生きがいを
　　　・楽しみや生きがいで，こころの切り換え・ストレス解消
3　生活の中にオアシスを
　　健康で活力ある生活は，自分のまわりの環境づくりから
　　●身近な中にもいこいの大切さ
　　　・生活に潤い不足を感じたら，心地よくリラックスできる工夫を
　　　・公園など，身近な場所をいこいの場所に
　　●食事空間にもバラエティを
　　　・食卓に花を添えたり，レストランや屋外等で変化のある食事を楽しもう
　　●自然とのふれあいで感じよう，健康の息吹きを
　　　・ときにはふだんの景色や環境を離れ，自然とのふれあいを
4　出会いときずなで豊かな人生を
　　出会いやきずなは自己の社会的活力の再発見や養う契機に
　　●見出そう，楽しく無理のない社会参加
　　　・楽しんで社会活動に参加し，能動的な休養を
　　　・ボランティア活動やサークル活動でふだんとは違うコミュニケーションを
　　●きずなの中ではぐくむ，クリエイティブ・ライフ
　　　・みずから社会活動や日常の人との交流を　・地域や学校生活を通し，家族内のきずなを

●健康づくりのための睡眠指針 2014 〜睡眠 12 箇条〜 (平成 26 年厚生労働省)

1．良い睡眠で，からだもこころも健康に。
2．適度な運動，しっかり朝食，ねむりとめざめのメリハリを。
3．良い睡眠は，生活習慣病予防につながります。
4．睡眠による休養感は，こころの健康に重要です。
5．年齢や季節に応じて，ひるまの眠気で困らない程度の睡眠を。
6．良い睡眠のためには，環境づくりも重要です。
7．若年世代は夜更かし避けて，体内時計のリズムを保つ。
8．勤労世代の疲労回復・能率アップに，毎日十分な睡眠を。
9．熟年世代は朝晩メリハリ，ひるまに適度な運動で良い睡眠。
10．眠くなってから寝床に入り，起きる時刻は遅らせない。
11．いつもと違う睡眠には，要注意。
12．眠れない，その苦しみをかかえずに，専門家に相談を。

2. 健康増進に関する指針 ■

●健康日本 21（第二次）の目標項目と数値目標〔抜粋〕

項　目		現状（平成 22 年）	目標（平成 34 年度）
健康寿命の延伸と健康格差の縮小の実現に関する目標	健康寿命の延伸（日常生活に制限のない期間の平均の延伸）	男性　70.42 年 女性　73.62 年	平均寿命の増加分を上回る健康寿命の増加
	健康格差の縮小（日常生活に制限のない期間の平均の都道府県格差の縮小）	男性　2.79 年 女性　2.95 年	都道府県格差の縮小
主要な生活習慣病の発症予防と重症化予防の徹底に関する目標	75 歳未満のがんの年齢調整死亡率の減少（10 万人当たり）	84.3	73.9（平成 27 年）
	高血圧の改善（収縮期血圧の平均値の低下）	男性 138 mmHg 女性 133 mmHg	男性 134 mmHg 女性 129 mmHg
	合併症の減少（糖尿病腎症による年間新規透析導入患者数）	16,247 人	15,000 人
社会生活を営むために必要な機能の維持・向上に関する目標	気分障害・不安障害に相当する心理的苦痛を感じている者の割合の減少	10.4%	9.4%
	全出生数中の低出生体重児の割合の減少	9.6%	減少傾向へ（平成 26 年）
	認知機能低下ハイリスク高齢者の把握率の向上	0.9%（平成 21 年）	10%
栄養・食生活，身体活動・運動，休養，飲酒，喫煙及び歯・口腔の健康に関する生活習慣及び社会環境の改善に関する目標	適正体重を維持している者の増加（肥満：BMI 25 以上，やせ：BMI 18.5 未満の減少） … 20 ～ 60 歳代男性の肥満者の割合	31.2%	28%
	40 ～ 60 歳代女性の肥満者の割合	22.2%	19%
	20 歳代女性のやせの者の割合	29.0%	20%
	食塩摂取量の減少	10.6 g	8 g
	日常生活における歩数の増加 … 20 歳～ 64 歳	男性 7,841 歩 女性 6,883 歩	男性 9,000 歩 女性 8,500 歩
	65 歳以上	男性 5,628 歩 女性 4,584 歩	男性 7,000 歩 女性 6,000 歩
	睡眠による休養を十分とれていない者の割合の減少	18.4%（平成 21 年）	15%
	生活習慣病のリスクを高める量を飲酒している者（一日当たりの純アルコール摂取量が男性 40 g 以上，女性 20 g 以上の者）の割合の減少	男性　15.3% 女性　7.5%	男性　13% 女性　6.4%
	成人の喫煙率の減少（喫煙をやめたい者がやめる）	19.5%	12%
	80 歳で 20 歯以上の自分の歯を有する者の割合の増加	25.0%（平成 17 年）	50%

●健康づくりのための身体活動基準 2013（平成 25 年厚生労働省）

血糖・血圧・脂質に関する状況		身体活動（生活活動・運動）[1]		運動		体力（うち全身持久力）
健診結果が基準範囲内	65 歳以上	強度を問わず，身体活動を毎日 40 分（＝ 10 メッツ・時/週）	今より少しでも増やす（例えば分多く歩く）[4]	—	運動習慣をもつようにする・30 分以上・週 2 日以上[4]	—
	18 ～ 64 歳	3 メッツ以上の強度の身体活動[2] を毎日 60 分（＝ 23 メッツ・時/週）		3 メッツ以上の強度の運動[3] を毎週 60 分（＝ 4 メッツ・時/週）		性・年代別に示した強度での運動を約 3 分間継続可能
	18 歳未満	—		—		
血糖・血圧・脂質のいずれかが保健指導レベルの者		医療機関にかかっておらず，「身体活動のリスクに関するスクリーニングシート」でリスクがないことを確認できれば，対象者が運動開始前・実施中に自ら体調確認ができるよう支援した上で，保健指導の一環としての運動指導を積極的に行う。				
リスク重複者又はすぐ受診を要する者		生活習慣病患者が積極的に運動をする際には，安全面での配慮がより特に重要になるので，まずかかりつけの医師に相談する。				

※ 1　「身体活動」は，「生活活動」と「運動」に分けられる。このうち，生活活動とは，日常生活における労働，家事，通勤・通学などの身体活動を指す。また，運動とは，スポーツ等の，特に体力の維持・向上を目的として計画的・意図的に実施し，継続性のある身体活動を指す。
※ 2　「3 メッツ以上の強度の身体活動」とは，歩行又はそれと同等以上の身体活動。
※ 3　「3 メッツ以上の強度の運動」とは，息が弾み汗をかく程度の運動。
※ 4　年齢別の基準とは別に，世代共通の方向性として示したもの。

■ 資　料

3. 食事に関する指針

●食事バランスガイド （平成17年厚生労働省・農林水産省）

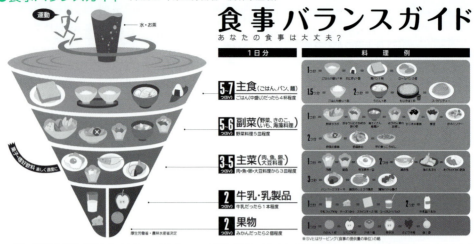

* 一日に「何を」「どれだけ」食べたらいいのかを，コマの形と料理のイラストで表現したもの。コマの中にはバランスのとれた一日分の料理と，その組み合わせが示されている。コマは5つの料理グループごとに分けられ，それぞれ目安となる料理とその分量が示されている。コマの量を調節することで，年齢・性別・身体活動量にあった一日に必要な料理の量を知ることができる。食材別ではなく，料理で見せることで，誰でも簡単に日々の食事をチェックできる。

●日本人の食事摂取基準（2015年版）〔抜粋〕（平成26年厚生労働省）

身体活動レベル	年齢(歳)	性別	エネルギー(Kcal/日)	たんぱく質(g/日)		脂質の総エネルギーに占める割合(%エネルギー)	炭水化物の総エネルギーに占める割合(%エネルギー)	食物繊維(g/日)	ビタミンA(μgRAE/日)		ビタミンB₁(mg/日)	
			推定エネルギー必要量	推定平均必要量	推奨量	目標量(中央値*)	目標量(中央値*)	目標量	推定平均必要量	推奨量	推定平均必要量	推奨量
II(ふつう)	1～2	男性	950	15	20	20～30(25)	50～65(57.5)	—	300	400	0.4	0.5
		女性	900	15	20				250	350	0.4	0.5
	3～5	男性	1,300	20	25	20～30(25)	50～65(57.5)	—	350	500	0.6	0.7
		女性	1,250	20	25				300	400	0.6	0.7
	18～29	男性	2,650	50	60	20～30(25)	50～65(57.5)	20以上	600	850	1.2	1.4
		女性	1,950	40	50			18以上	450	650	0.9	1.1
I(低い)	50～69	男性	2,100	50	60	20～30(25)	50～65(57.5)	20以上	600	850	1.1	1.3
		女性	1,650	40	50			18以上	500	700	0.9	1.0
	70以上	男性	1,850	50	60	20～30(25)	50～65(57.5)	19以上	550	800	1.0	1.2
		女性	1,500	40	50			17以上	450	650	0.8	0.9

身体活動レベル	年齢(歳)	性別	ビタミンB₂(mg/日)		ビタミンC(mg/日)		ナトリウム(mg/日)〔食塩相当量(g/日)〕		カルシウム(mg/日)		鉄(g/日)*女性18～29歳は月経あり	
			推定平均必要量	推奨量	推定平均必要量	推奨量	推定平均必要量	目標量	推定平均必要量	推奨量	推定平均必要量	推奨量
II(ふつう)	1～2	男性	0.5	0.6	30	35	—	(3.0未満)	350	450	3.0	4.5
		女性	0.5	0.5	30	35		(3.5未満)	350	400	3.0	4.5
	3～5	男性	0.7	0.8	35	40		(4.0未満)	500	600	4.0	5.5
		女性	0.6	0.8	35	40		(4.5未満)	450	550	3.5	5.0
	18～29	男性	1.3	1.6	85	100	600 (1.5)	(8.0未満)	650	800	6.0	7.0
		女性	1.0	1.2	85	100	600 (1.5)	(7.0未満)	550	650	8.5	10.5
I(低い)	50～69	男性	1.2	1.5	85	100	600 (1.5)	(8.0未満)	600	700	6.0	7.5
		女性	1.0	1.1	85	100	600 (1.5)	(7.0未満)	550	650	5.5	6.5
	70以上	男性	1.1	1.3	85	100	600 (1.5)	(8.0未満)	600	700	6.0	7.0
		女性	0.9	1.1	85	100	600 (1.5)	(7.0未満)	500	650	5.0	6.0

・身体活動レベル II（ふつう）：座位中心の仕事で，移動や立位の作業・接客，あるいは通勤・買い物・軽スポーツなどを含む場合。基礎代謝量に対する倍数1.75。
　　　　　　　　 I（低　い）：生活の大部分が座位で，静的な活動が中心の場合。基礎代謝量に対する倍数1.5。
・推定平均必要量：日本人の50％が必要量を満たすと推定される摂取量。
・推奨量：日本人の97～98％が必要量を満たすと推定される摂取量。
・目標量：生活習慣病の予防を目的に，現在の日本人が当面の目標とすべき摂取量。
＊中央値は，範囲の中央を示したものであり，最も望ましい値を示すものではない。

3. 食事に関する指針

●嚥下調整食学会分類2013 食事 早見表〔抜粋〕

名　称	形　態	目的・特色	主食の例	必要な咀嚼能力
嚥下訓練食品 0j	均質で，付着性・凝集性・かたさに配慮したゼリー。離水が少なく，スライス状にすくうことが可能なもの。	重度の症例に対する評価・訓練用。少量をすくってそのまま丸呑み可能。残留した場合にも吸引が容易。たんぱく質含有量が少ない。		（若干の送り込み能力）
嚥下訓練食品 0t	均質で，付着性・凝集性・かたさに配慮したとろみ水（原則的には，中間のとろみあるいは濃いとろみ*のどちらかが適している）。	重度の症例に対する評価・訓練用。少量ずつ飲むことを想定。ゼリー丸呑みで誤嚥したりゼリーが口中で溶けてしまう場合。たんぱく質含有量が少ない。		（若干の送り込み能力）
嚥下調整食 1j	均質で，付着性，凝集性，かたさ，離水に配慮したゼリー・プリン・ムース状のもの。	口腔外で既に適切な食塊状となっている（少量をすくってそのまま丸呑み可能）。送り込む際に多少意識して口蓋に舌を押しつける必要がある。0jに比し表面のざらつきあり。	おもゆゼリー，ミキサー粥のゼリー　など	（若干の食塊保持と送り込み能力）
嚥下調整食 2-1	ピューレ・ペースト・ミキサー食など，均質でなめらかで，べたつかず，まとまりやすいもの。スプーンですくって食べることが可能なもの。	口腔内の簡単な操作で食塊状となるもの（咽頭では残留，誤嚥をしにくいように配慮したもの）。	粒がなく，付着性の低いペースト状のおもゆや粥	（下顎と舌の運動による食塊形成能力および食塊保持能力）
嚥下調整食 2-2	ピューレ・ペースト・ミキサー食などで，べたつかず，まとまりやすいもので不均質なものも含む。スプーンですくって食べることが可能なもの。		やや不均質（粒がある）でもやわらかく，離水もなく付着性も低い粥類	（下顎と舌の運動による食塊形成能力および食塊保持能力）
嚥下調整食 3	形はあるが，押しつぶしが容易，食塊形成や移送が容易，咽頭でばらけず嚥下しやすいように配慮されたもの。多量の離水がない。	舌と口蓋間で押しつぶしが可能なもの。押しつぶしや送り込みの口腔操作を要し（あるいはそれらの機能を賦活し），かつ誤嚥のリスク軽減に配慮がなされているもの。	離水に配慮した粥など	舌と口蓋間の押しつぶし能力以上
嚥下調整食 4	かたさ・ばらけやすさ・貼りつきやすさなどのないもの。箸やスプーンで切れるやわらかさ。	誤嚥と窒息のリスクを配慮して素材と調理方法を選んだもの。歯がなくても対応可能だが，上下の歯槽提間で押しつぶすあるいはすりつぶすことが必要で舌と口蓋間で押しつぶすことは困難。	軟飯・全粥　など	上下の歯槽提間の押しつぶし能力　以上

とろみ 早見表〔抜粋〕

	段階 1 薄いとろみ【Ⅲ—3項】 Mildly thick	段階 2 中間のとろみ【Ⅲ—2項】 Moderately thick	段階 3 濃いとろみ【Ⅲ—1項】 Extremely thick
性状の説明（飲んだとき）	「drink」するという表現が適切なとろみの程度。口に入れると口腔内に広がる液体の種類・味や温度によっては，とろみが付いていることがあまり気にならない場合もある。飲み込む際に大きな力を要しない。ストローで容易に吸うことができる。	明らかにとろみがあることを感じ，かつ「drink」するという表現が適切なとろみの程度。口腔内での動態はゆっくりですぐには広がらない。舌の上でまとめやすい。ストローで吸うのは抵抗がある。	明らかにとろみが付いていて，まとまりがよい。送り込むのに力が必要。スプーンで「eat」するという表現が適切なとろみの程度。ストローで吸うことは困難。
性状の説明（見たとき）	スプーンを傾けるとすっと流れ落ちる。フォークの歯の間から素早く流れ落ちる。カップを傾け，流れ出た後には，うっすらと跡が残る程度の付着。	スプーンを傾けるととろとろと流れる。フォークの歯の間からゆっくりと流れ落ちる。カップを傾け，流れ出た後には，全体にコーティングしたように付着。	スプーンを傾けても，形状がある程度保たれ，流れにくい。フォークの歯の間から流れ出ない。カップを傾けても流れ出ない（ゆっくりと塊となって落ちる）。

＊上記0tの「中間のとろみ・濃いとろみ」については，学会分類2013（とろみ）を参照されたい。＊本表に該当する食事において，汁物を含む水分には原則とろみを付ける。【I-9項】＊ただし，個別に水分の嚥下評価を行ってとろみ付けが不要と判断された場合には，その原則は解除できる。

＊本表を使用するにあたっては必ず「嚥下調整食学会分類2013」の本文を熟読されたい。

＊『日摂食嚥下リハ会誌17（3）：255-267, 2013』または日本摂食嚥下リハ学会HPホームページ：http://www.jsdr.or.jp/doc/doc_manual1.html『嚥下調整食学会分類2013』を必ず参照されたい。

■ 資　　料

●発達期摂食嚥下障害児（者）のための嚥下調整食分類 2018　主食表〔抜粋〕

状態説明	〈飯粒がなく均質なペースト状〉すくうと盛り上がっている傾けるとゆっくりスプーンから落ちるスプーンで軽く引くとしばらく跡が残る	〈飯粒がなく均質なゼリー状〉すくうとそのままの形を保っている傾けると比較的容易にスプーンから落ちるスプーンで押すと小片に崩れる	〈離水していない粥を潰した状態〉スプーンで押しても飯粒同士が容易に分離しない	〈やわらかく炊いたご飯を潰した状態〉スプーンで押しても飯粒同士が容易に分離しない
作り方例	粥をミキサー等で均質に撹拌する粘性を抑えたい場合は，食品酵素製剤と粘性を調整する食品等を加える	粥にゲル化剤（酵素入り等）を加えて，ミキサー等で均質になるまで撹拌しゼリー状に固める	鍋，炊飯器等で炊いた全粥を温かいうちに器具で潰す	鍋，炊飯器等で炊いた軟飯を温かいうちに器具で潰す
炊飯時の米：水重量比	1：3～5	1：2～5	1：4～5	1：2～3
口腔機能との関係	若干の送り込み力があり舌の押しつぶしを促す場合	若干の食塊保持力があり舌の押しつぶしを促す場合	ある程度の送り込み力があり食塊形成や複雑な舌の動きを促す場合	ある程度の押しつぶし力や送り込み力があり歯・歯ぐきでのすりつぶしを促す場合

副食表〔抜粋〕

状態説明	〈粒がなく均質な状態〉すくって傾けても容易に落ちないスプーンで押した形に変形し混ぜるとなめらかなペーストになる	〈粒がなく均質な状態〉すくって傾けるとゆっくり落ちるスプーンで切り分けることができ切断面は角ができる	〈粒がある不均質な状態〉すくって傾けても容易に落ちないスプーンで押すと粒同士が分離せずまとまっている	〈食材の形を保った状態〉食材をそのままスプーンで容易に切れる程度までやわらかくした状態
作り方例	食材に粘性を付加する食品や固形化する食品等を加え，ミキサーで均質になるまで撹拌したのち，成型する	食材に固形化する食品等を加え，ミキサー等で均質になるまで撹拌したのち，成型する	食材をフードプロセッサー等で刻み，粘性を付加する食品や固形化する食品等を加え撹拌したのち，成型する	圧力鍋，真空調理器具を使用するか，鍋で長時間煮る等して軟らかくする
食品：水重量比	1：0.5～1.2（肉魚）1：0～0.5（野菜）	1：0.7～1.5（肉魚）1：0～0.5（野菜）	1：0.3～0.7（肉魚）1：0～0.5（野菜）	―
口腔機能との関係	若干の送り込み力があり舌の押しつぶしを促す場合	若干の食塊保持力があり舌の押しつぶしを促す場合	ある程度の食塊形成力と送り込み力があり複雑な舌の動きを促す場合	ある程度の押しつぶし力があり歯／歯ぐきでのすりつぶしを促す場合

【粘性を付加することができる食品】一般食材（芋類，穀類等），片栗粉，くず粉，コーンスターチ，とろみ調整食品（キサンタンガム，グアガム等），ゲル化剤（寒天，ゼラチン，ペクチン等）

【固形化に利用できる食品】一般食材（すり身，れんこん，卵等），くず粉，ゲル化剤（寒天，ゼラチン，ペクチンその他増粘多糖類（カラギーナン，ジェランガム等））

【デンプンの粘性・付着性を抑制する食品】食品酵素製剤，酵素入りゲル化剤等

4. 栄養スクリーニング・ツール

●高齢者のための栄養チェックリスト（DETERMINE）

	【質問項目】	【評点】はい
D isease	・病気または体調不良によって，食べ物の種類や量が変わった。	2
E ating Poorly	・1日に多くても2食しか食事していない。	3
	・果物や野菜，乳製品をほとんど食べていない。	2
	・ビールやウイスキー類，ワインをほぼ毎日3杯以上飲んでいる。	2
T ooth Loss	・歯や口に，食事が困難になるような問題を抱えている。	2
E conomic hardship	・節約するために，食事を減らしている。	4
R educed Social Contact	・ほとんど一人で食事している。	1
M ultiple Medications	・1日に3種類以上の薬を飲んでいる。	1
I nvoluntary Weight Loss/Gain	・この6か月に5kgくらいの体重変動があった。	2
N eed Assistance in Self Care	・体が不自由なために自分で買い物，調理，食事ができないことがある。	1
E lder Years ＞ Age 80	・あなたは80歳以上ですか？	1

| 合計点 | 0～2 | 良好！ | 3～5 | すこし危険 | 5以上 | 危険！！ |

●成長曲線（0～17.5歳）

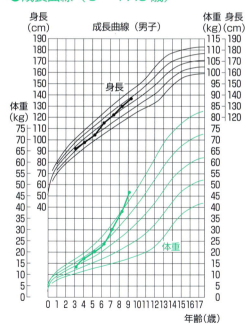

注）太い曲線は9歳の単純性肥満の例である。

（厚生労働省：「平成12年乳幼児身体発育調査報告書」
文部科学省：「平成12年度学校保健統計調査報告書」）

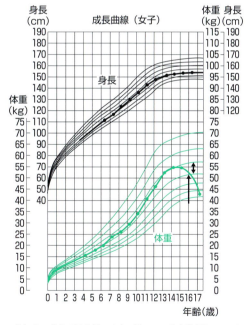

注）太い曲線は思春期やせ症の例で，14歳を過ぎたころから体重の成長曲線が下向きになり始めている。矢印で示した時点で小児科などに相談し適切な対応が必要である。

（日本小児科学会学校保健・心の問題委員会：『成長曲線からみた摂食障害，ネグレクト，肥満の早期発見法について』，http://www.jpeds.or.jp/pdf/seicyou_kyokusen.pdf(2010)）

■ 資　　料

5. 褥瘡評価ツール

●ブレーデンスケール

患者氏名：		評価者氏名：		評価年月日：		
知覚の認知 圧迫による不快感に対して適切に対応できる能力	**1. 全く知覚なし** 　痛みに対する反応（うめく，避ける，つかむ等）なし。この反応は，意識レベルの低下や鎮静による。 　あるいは，体のおおよそ全体にわたり痛覚の障害がある。	**2. 重度の障害あり** 　痛みにのみ反応する。不快感を伝えるときには，うめくことや身の置き場なく動くことしかできない。 　あるいは，知覚障害があり，体の1/2以上にわたり痛みや不快感の感じ方が完全ではない。	**3. 軽度の障害あり** 　呼びかけに反応する。しかし，不快感や体位変換のニードを伝えることが，いつもできるとは限らない。 　あるいは，いくぶん知覚障害があり，四肢の1,2本において痛みや不快感の感じ方が完全ではない部位がある。	**4. 障害なし** 　呼びかけに反応する。知覚欠損はなく，痛みや不快感を訴えることができる。	
湿潤 皮膚が湿潤にさらされる程度	**1. 常に湿っている** 　皮膚は汗や尿などのために，ほとんどいつも湿っている。患者を移動したり，体位変換するごとに湿気が認められる。	**2. たいてい湿っている** 　皮膚はいつもではないが，しばしば湿っている。各勤務時間中に少なくとも1回は寝衣寝具を交換しなければならない。	**3. 時々湿っている** 　皮膚は時々湿っている。定期的な交換以外に，1日1回程度，寝衣寝具を追加して交換する必要がある。	**4. めったに湿っていない** 　皮膚は通常乾燥している。定期的に寝衣寝具を交換すればよい。	
活動性 行動の範囲	**1. 臥床** 　寝たきりの状態である。	**2. 座位可能** 　ほとんど，または全く歩けない。自力で体重を支えられなかったり，椅子や車椅子に座るときは，介助が必要であったりする。	**3. 時々歩行可能** 　介助の有無にかかわらず，日中時々歩くが，非常に短い距離に限られる。各勤務時間中にほとんどの時間を床上で過ごす。	**4. 歩行可能** 　起きている間は少なくとも1日2回は部屋の外を歩く。そして少なくとも2時間に1回は室内を歩く。	
可動性 体位を変えたり整えたりできる能力	**1. 全く体動なし** 　介助なしでは，体幹または四肢を少しも動かさない。	**2. 非常に限られる** 　時々体幹または四肢を少し動かす。しかし，しばしば自力で動かしたり，または有効な（圧迫を除去するような）体動はしない。	**3. やや限られる** 　少しの動きではあるが，しばしば自力で体幹または四肢を動かす。	**4. 自由に体動する** 　介助なしで頻回にかつ適切な（体位を変えるような）体動をする。	
栄養状態 普段の食事摂取状況	**1. 不良** 　決して全量摂取しない。めったに出された食事の1/3以上を食べない。蛋白質・乳製品は1日2皿（カップ）分以下の摂取である。水分摂取が不足している。消化態栄養剤（半消化態，経腸栄養剤）の補充はない。あるいは，絶食であったり，透明な流動食（お茶，ジュース等）なら摂取したりする。または，末梢点滴を5日間以上続けている。	**2. やや不良** 　めったに全量摂取しない。普段は出された食事の約1/2しか食べない。蛋白質・乳製品は1日3皿（カップ）分の摂取である。時々消化態栄養剤（半消化態，経腸栄養剤）を摂取することもある。あるいは，流動食や経管栄養を受けているが，その量は1日必要摂取量以下である。	**3. 良好** 　たいていは1日3回以上食事をし，1食につき半分以上は食べる。蛋白質・乳製品を1日4皿（カップ）分摂取する。時々食事を拒否することもあるが，勧めれば通常補食する。あるいは，栄養的におおよそ整った経管栄養や高カロリー輸液を受けている。	**4. 非常に良好** 　毎食おおよそ食べる。通常は蛋白質・乳製品を1日4皿（カップ）分以上摂取する。時々間食（おやつ）を食べる。補食する必要はない。	
摩擦とズレ	**1. 問題あり** 移動のためには，中等度から最大限の介助を要する。シーツでこすれず体を動かすことは不可能である。しばしば床上や椅子の上でずり落ち，全面介助で何度も元の位置に戻すことが必要となる。痙攣，拘縮，振戦は持続的に摩擦を引き起こす。	**2. 潜在的に問題あり** 弱々しく動く。または最小限の介助が必要である。移動時皮膚は，ある程度シーツや椅子，抑制帯，補助具等にこすれている可能性がある。たいがいの時間は，椅子や床上で比較的よい体位を保つことができる。	**3. 問題なし** 自力で椅子や床上を動き，移動中十分に体を支える筋力を備えている。いつでも，椅子や床上でよい体位を保つことができる。		

*Copyright：Braden and Bergstrom. 1988
訳：真田弘美（東京大学大学院医学系研究科）／大岡みち子（North West Community Hospital. IL. U.S.A.）

Total

＊合計点は6～23点になる。合計点が低いほど高リスク。国内でのカットオフ値は14点。

■ 140

5. 褥瘡評価ツール ■

●DESIGN 重症度分類用

	日時	/	/	/	/	/	/

D epth 深さ（創内の一番深いところで評価する）
 d 真皮までの損傷　　　　D 皮下組織から深部
E xudate 滲出液（ドレッシング交換の回数）
 e 1日1回以下　　　　　E 1日2回以上
S ize 大きさ［長径（cm）×短径（cm）］（持続する赤発の場合も皮
  膚損傷に準じて評価する）
 s 100 未満　　　　　　S 100 以上
I nfiammation/Infection 炎症/感染
 i 局所の感染徴候なし　　　Ⅰ 局所の感染徴候あり
G ranulation 肉芽組織（良性肉芽の場合）
 g 50％以上（真皮までの損傷時を含む）　G 50％未満
N ecrotic tissue 壊死組織（壊死組織の有無）
 n なし　　　　　　　　　　　　　Nあり
Pocket ポケット（ポケットの有無）　　-Pあり
 部位［仙骨部，座骨部，大転子部，踵骨部，その他（　　　　　）］

○日本褥瘡学会 /2013

＊おおまかな病態を評価でき，治療方針を決定できる。

●K式スケール

前段階要因　Yes 1点	日中（促さなければ）臥床・自力歩行不可	前段階スコア　点

[ ]　**自力体位変換不可**
・自力で体位変換ができない
・体位変換の意思を伝えられない
・得手体位がある

[ ]　**骨突出**
・仙骨部体圧 40mmHg 以上
測定できない場合は
・骨突出（仙骨，尾骨，座骨結節，大転子，腸骨稜）
・上肢・下肢の拘縮，丸背

[ ]　**栄養状態が悪い**
・まず Alb3.0g/dL↓orTP6.0g/dL↓ Alb, TP が測定できない場合は
・腸骨突出 40mm 以下
上記が測定できないときは
・浮腫・貧血
・自分で食事を摂取しない
・必要カロリーを摂取していない（摂取経路は問わない）

引き金要因　Yes 1点		引き金スコア　点

体圧 [ ] ギャッチアップ座位などの ADL 拡大による摩擦とずれの増加の開始
湿潤 [ ] 下痢便失禁の開始，尿道バルン抜去後の尿失禁の開始，発熱 38.0 度以上などによる発汗（多汗）の開始
ずれ [ ] 体位変換ケア不十分（血圧の低下 80mmHg 未満，抑制，痛みの増強，安静指示等）の開始

＊要因の各項目を Yes（1点），No（0点）で答える。合計は「前段階要因」，「引き金要因」ともに 0〜3点になるが，引き金要因が 1つでも加わると，発症リスクが高くなる。

● OH スケール

危険要因		点数
自力体位変換能力	できる	0
	どちらでもない	1.5
	できない	3
病的骨突出	なし	0
	軽度・中等度	1.5
	高度	3
浮腫	なし	0
	あり	3
関節拘縮	なし	0
	あり	3

＊合計点数でリスク評価を行う。
合計点 1〜 3点：軽度
　　　　4〜 6点：中等度
　　　　7〜10点：高度

141 ■

6. 一般的に利用されるパラメータと栄養アセスメント

	項目・パラメータ	基準値	栄養アセスメント
エネルギーおよび栄養素摂取量	**食事調査** ①食事記録法、②食事思い出し法、③食物摂取頻度法、④食事歴法、⑤陰膳法 など **間接熱量測定** 呼吸商（RQ） ……………… 基礎エネルギー消費量（BEE）[単位：kcal／日] 安静時エネルギー消費量（REE）[単位：kcal／日]	…………… …0.7以下…飢餓、1.2以上…脂肪合成	エネルギーおよび各栄養素の過不足の状況。偏りをチェック。
	身長・体重 標準（理想）体重比率（%IBW）【現在体重÷標準体重×100】 …… 　＊標準体重＝身長（m）×身長（m）×22 健常時体重比率（%UBW）【現在体重÷普段の体重×100】 …… BMI【体重（kg）÷身長（m）÷身長（m）】	…………… …70%以下…高度の栄養不良 …－5%以上の減少…高度の栄養不良 …18.5～25…	…18.5未満…低体重、25以上…肥満傾向、30以上…肥満
	皮下脂肪厚 上腕三頭筋部皮下脂肪厚（TSF）＊ [単位：mm]	…男性 11.36±5.42、女性 16.07±7.21	
	筋囲 上腕周囲長（AC）＊ [単位：cm] 上腕筋囲（AMC） 【上腕周囲長（AC cm）－3.14×上腕三頭筋皮下脂肪厚（TSF mm）÷10】[単位：cm] 下腿周囲長（CC）[単位：cm]	…男性 27.23±2.98、女性 25.28±3.05 …男性 23.67±2.76、女性 20.25±2.56 …31	…31未満でフレイル
	体脂肪量 体脂肪・除脂肪体重 [単位：%]	…男性 25、女性 30以下	基準値の80～90%…軽度栄養障害 60～80%…中等度　〃 60%以下…高度　〃
	筋力測定 握力 [利き手、単位：kg]	…男性 26未満、女性 18未満	…骨格筋量に比例する
問診			
血液生化学検査 尿生化学検査 免疫能検査	「2. 臨床検査の基準範囲と意味」参照。		

＊：日本栄養アセスメント研究会身体計測基準値検討委員会：日本人の新身体計測基準値（JARD2001）による。「18～24歳」から「85歳～」の14の年齢階級の平均値±標準偏差の値。

7. 臨床検査の基準範囲と意味

Ⅰ. 血液検査

	検査項目	略称	基準範囲	検査する意味
血液疾患	血色素量（ヘモグロビン）	Hb	男性 13.4g/dL ～ 17.1g/dL 女性 11.1g/dL ～ 15.2g/dL	低値では貧血（再生不良性、鉄欠乏性、巨赤芽球性、溶血性）を疑う。
	赤血球容積（ヘマトクリット）	Ht	男性 36.0% ～ 48.6% 女性 34.2% ～ 44.1%	高値では多血症、脱水、赤血球増多症を疑う。
	赤血球数	RBC	男性 4.30×10^9/L ～ 5.67×10^9/L 女性 3.80×10^9/L ～ 5.04×10^9/L	
	血清鉄	Fe	男性 60μg/dL ～ 210μg/dL 女性 50μg/dL ～ 170μg/dL	体内で鉄を蓄えることができるたんぱく質。低値では鉄欠乏性貧血を疑う。
	総鉄結合能	TIBC	男性 250μg/dL ～ 385μg/dL 女性 260μg/dL ～ 420μg/dL	体内の鉄が不足していると高値になる。他の貧血の指標と異なり鉄欠乏性貧血では基準値より高くなる。TIBC＝血清鉄＋UIBC（不飽和鉄結合能）。
	血小板数	Plt	153×10^9/L ～ 346×10^9/L	基準値より下がった場合、出血、肝臓の繊維化、肝臓の障害を疑う。
	プロトロンビン時間	PT	10秒 ～ 13秒	血液が凝固するのに要する時間。抗凝固薬（ワルファリンなど）の治療効果の判定に用いる。15秒以上では肝炎、肝硬変、ビタミンK欠乏症を疑う。
炎症	赤血球沈降速度	赤沈	男性 0.1mm/1時間 ～ 10mm/1時間 女性 0.2mm/1時間 ～ 15mm/1時間	赤血球数の減少（貧血）、アルブミンの減少（低栄養など）、免疫グロブリンの増加（感染症など）では基準値より早くなる。基準値より遅くなる場合、赤血球の増加（脱水、多血症）。体内での炎症の活動性などの指標。
	白血球数	WBC	男性 3.9×10^9/L ～ 9.7×10^9/L 女性 3.6×10^9/L ～ 8.9×10^9/L	低値では急性骨髄性白血病、肝硬変、膠原病、放射線障害を疑う。高値では急性感染症、外傷、熱傷、急性心筋梗塞、非白血病生血病、悪性腫瘍を疑う。
	C反応性たんぱく質	CRP	0.3mg/dL 以下	0.4～0.9（軽い炎症）、1.0～15.0（中等度の炎症）、15.0～20.0（重症の炎症）。高値ではウイルス性感染症、細菌性感染症、悪性腫瘍、膠原病を疑う。
	クレアチン（フォスフォ）キナーゼ	C(P)K	男性 57U/L ～ 240U/L 女性 47U/L ～ 200U/L	主に筋肉に含まれる酵素。四肢の筋肉や心臓に大量に含まれる。高値となる原因として筋ジストロフィーや多発性筋炎や急性心筋梗塞、甲状腺機能低下症。低値では甲状腺機能亢進症。
	抗DNA抗体		6.0IU/mL 以下	高値では全身性エリテマトーデス（SLE）、シェーグレン症候群、強皮症、混合性結合組織病、オーバーラップ症候群を疑う。
	抗核抗体	ANA	陰性（－）	膠原病やその類縁疾患が疑われた場合。これら疾患の経過観察時に検査される。
	IgE抗体	IgE	170IU/mL 以下	抗原（アレルゲン）から体を守るための免疫物質。基準値以上の場合、なんらかのアレルギー反応が出ている可能性がある。
栄養状態	総たんぱく質	TP	6.5g/dL ～ 8.0g/dL	栄養状態をみる指標。半減期が長く、長期的な観察に役立つ。低値ではたんぱく・質の摂取障害、消化吸収障害、たんぱく質漏出性胃腸症を疑う。
	アルブミン	Alb	3.5g/dL ～ 5.0g/dL	栄養失調（PEM）では主にアルブミン（健康な状態では総たんぱく質の65%）が減少し、アルブミン値が3.5g/dL 未満になる。

143

資　料

分類	項目	略語	基準値	説明
栄養状態	トランスサイレチン（プレアルブミン）	TTR preAlb	22.0mg/dL ～ 400.0mg/dL	半減期は約2日で直近の栄養状態を鋭敏に反映。術後感染症の発症予防、退院時期の判定に役立つ。炎症でも低下するのでCRPが基準値である場合には栄養状態を反映していると考えられる。
	トランスフェリン	Tf	男性 190mg/dL ～ 300mg/dL 女性 200mg/dL ～ 340mg/dL	体内で鉄を輸送するたんぱく質で半減期が短い（7日）ため、栄養状態の改善の経過観察に役立つ。増加することが栄養状態の改善につながる。
脂質代謝	総コレステロール	T-Cho	120mg/dL ～ 219mg/dL	低値…低βリポたんぱく血症（原発性）、栄養障害（いずれも続発性）。悪液質、甲状腺機能亢進を疑う。高値…家族性高コレステロール血症（原発性）、脂肪肝、ネフローゼ症候群、甲状腺機能低下、症閉塞性黄疸（いずれも続発性）などを疑う。
	LDL-コレステロール	LDL-C	60mg/dL ～ 139mg/dL	
	HDL-コレステロール	HDL-C	35mg/dL ～ 80mg/dL	高値では心筋梗塞や脳梗塞など。動脈硬化がもたらす病気が起こりにくい傾向がある。HDLコレステロールを低値にする要因は、肥満、運動不足、喫煙などがみられる。
	中性脂肪（トリグリセライド）	TG	50mg/dL ～ 149mg/dL	高値が続くと動脈硬化の発症・進行が速まる。高値では糖尿病、脂肪肝、甲状腺機能低下症、ネフローゼ症候群、メタボリックシンドローム、急性膵炎などを疑う。低値では甲状腺機能亢進症、肝障害、肝硬変などを疑う。
糖代謝	血糖（グルコース）	BS, Glu	65mg/dL（空腹時）～ 109mg/dL（空腹時）	糖尿病の血糖コントロールの指標。GAは過去1か月（特に直近2週間）の平均値。HgA1cは過去1～2か月間の平均血糖値を表すのに対し、1,5AGは食事や運動に影響されない過去数日間の血糖値を表す。
	ヘモグロビンA1c	HbA1c	4.3%（JDS値）～ 5.8%（JDS値）	血糖値：低値…インスリノーマ（膵島腫瘍）、糖原病、ガラクトース血症、クッシング症候群、甲状腺機能亢進症を疑う。膵疾患、膵疾患…溶血性貧血、異常ヘモグロビンがみられる。HbA1c：低値…溶血性貧血、異常ヘモグロビン血症がみられる。高値…糖尿病、血糖のコントロール状態が不十分で、腎性糖尿、腎不全などを疑う。1,5AG：男女とも13μg/ml以下の場合、糖尿病などを疑う。
	1,5アンヒドログルシトール	1,5AG	男性 15μg/mL ～ 45μg/mL 女性 12μg/mL ～ 29μg/mL	
腎臓疾患	尿素窒素	BUN	8～22mg/dL	これらの物質はたんぱく質の代謝産物で腎機能を表す指標。多くなると尿中に排泄され通常血液中には一定量存在する。腎機能が低下すると尿中に排泄されにくくなるためいずれも高値を示す。
	クレアチニン	Cr	男性 0.8mg/dL ～ 1.3 mg/dL 女性 0.5mg/dL ～ 1.0 mg/dL	血清中と尿中のクレアチニンの量を測定して比較し腎機能の低下を知る。50～70mL/分で軽度、30mL/分以下では尿毒症を示す。
	クレアチニンクリアランス	Ccr	90mL/分/1.73m² ～ 140mL/分/1.73m²	30～50mL/分で中等度、30mL/分以下で高度の機能低下が考えられる。
	推算糸球体濾過量	eGFR	60mL/分/1.73m² 以上	慢性腎臓病（CKD）の早期発見・早期治療のための指標として注目されている。腎臓の糸球体がどれくらい老廃物を尿へ排泄する能力があるかを示す。クレアチニン値を年齢・性別から算出。
	尿酸	BUA, UA	男性 4.0mg/dL ～ 7.0mg/dL 女性 3.0mg/dL ～ 5.5mg/dL	プリン体（核酸の構成成分）の代謝産物。肝臓で分解され体内に貯められ余分が尿中に排泄され高尿酸血症となり、痛風やメタボの誘因となる。高値では高尿酸血症を疑う。
肝臓疾患	アスパラギン酸アミノトランスフェラーゼ	AST	8IU/L ～ 40IU/L	肝臓でのアミノ酸代謝やエネルギー代謝の過程で重要な働きをする酵素。代謝が円滑に行われると血中で高値となる。ウイルス性肝炎、アルコール性肝障害、非アルコール性脂肪肝炎（NASH）、肝硬変を疑う。
	アラニンアミノトランスフェラーゼ	ALT	4IU/L ～ 40IU/L	

7. 臨床検査の基準範囲と意味

分類	検査名	略称	基準範囲	基準値より高い値の場合	基準値より低い値の場合
肝臓疾患	アルカリフォスファターゼ	ALP	80IU/L ～ 260IU/L	リン酸化合物を分解する酵素。肝細胞や肝臓と接する胆管細胞に障害が起こると高値になる。胆汁うっ滞、胆石症、胆道閉塞を疑う。	
	ソーグルタミルトランスペプチダーゼ	γ-GTP (GGT)	男性 5IU/L 女性 5IU/L ～ 60IU/L 40IU/L	飲酒過多や肥満の薬などにより多く作られる酵素。高値ではアルコール性肝障害、脂肪肝、胆汁うっ滞、胆汁性肝硬変、原発性胆汁性肝硬変、胆石症、胆道閉塞などを疑う。	
	コリンエステラーゼ	ChE	男性 203IU/L 女性 179IU/L ～ 460IU/L 354IU/L	たんぱく質を分解・合成する働きをする。肝細胞でのみつくられる酵素。血液中へ放出され体内に存在し、神経伝達物質の一種を分解する働きをする。高値の場合は脂肪肝、肝硬変を疑う。低値の場合は劇症肝炎、肝硬変を疑う。	
	乳酸デヒドロゲナーゼ	LDH	130IU/L ～ 235IU/L	糖質をエネルギーに変える酵素。高値ではウイルス肝炎、肝硬変などを疑う。通常、肝細胞に多く存在し、肝臓障害、アルコール性肝障害、肝硬変を疑う。	
膵臓疾患	アミラーゼ	AMY	40IU/L ～ 132IU/L	急性・慢性膵炎では基準値より高くなる。肺がん、卵巣がん、大腸がんとなるので腫瘍マーカーでもある。尿中のアミラーゼ（基準値100IU/L～1,100IU/L）も同時に検査する。	
	リパーゼ	LIPA	11IU/L ～ 53IU/L	激しい腹痛とともに基準値より高値となった場合は急性膵疾患を疑う。腹痛がなく高値となった場合は腎臓疾患を疑う。	
黄疸	総ビリルビン	T-Bil	0.4mg/dL ～ 1.2mg/dL	ビリルビンは赤血球が破壊されるときに生成される黄色い色素。肝臓で処理されたビリルビンを直接ビリルビンと呼ぶ。通常、総ビリルビンは血液中に微量しか存在しない。肝臓障害により胆汁うっ滞が生じると、胆汁中のビリルビンが血液中に漏れ出す。黄疸の症状となる。	
	直接ビリルビン	D-Bil	0.1mg/dL ～ 0.3mg/dL		
電解質	ナトリウム	Na	136mEq/L ～ 147mEq/L	嘔吐、下痢、発汗などの激しい脱水状態、尿崩症。クッシング症候群、大量の食塩摂取。	腎不全、ネフローゼ症候群、甲状腺機能低下症、心不全、火傷。
	クロール	Cl	98mEq/L ～ 109mEq/L	脱水症、クッシング症候群、慢性腎炎。	水分過剰摂取、嘔吐、アジソン病。
	カリウム	K	3.6mEq/L ～ 5.0mEq/L	腎不全、大量の輸血。	アルドステロン症、クッシング症候群、利尿剤服用、神経性食思不振症。
	カルシウム	Ca	8.7mg/dL ～ 10.1mg/dL	悪性腫瘍（特に骨転移）、多発性骨髄腫、原発性副甲状腺機能亢進症。	腎不全、副甲状腺機能低下症、ビタミンD欠乏症。
	無機リン	IP	2.4mg/dL ～ 4.3mg/dL	副甲状腺機能低下症、腎不全。	ビタミンD欠乏症、副甲状腺機能亢進症。
	マグネシウム	Mg	1.8mg/dL ～ 2.6mg/dL	尿毒症（乏尿症）、甲状腺機能低下症、アジソン症候群。	腎不全（多尿症）、尿毒症、ネフローゼ症候群、甲状腺機能亢進症。
	鉄	Fe	男性 54μg/dL 女性 48μg/dL ～ 200μg/dL 154μg/dL	溶血性貧血、再生不良性貧血、サラセミア、ヘモジデローシス、肝炎、肝硬変。	鉄欠乏性貧血、多血症、膠原病、慢性感染症、悪性腫瘍。
ホルモン	インスリン		8μU/mL ～ 11μU/mL	11～50μU/mLでは肥満、クッシング症候群、末端肥大症、50μU/mL以上ではインスリン受容体異常症。	1型糖尿病、飢餓、膵炎、副腎不全。
	グルカゴン		41pg/mL ～ 200pg/mL	201～500pg/mLでは急性膵炎、ショック、ストレス、500pg/mL以上ではグルカゴノーマ、糖尿病性ケトアシドーシス。	慢性膵炎、インスリン過剰時、下垂体機能低下症。

ホルモン

	項目	略称	基準範囲	検査する意味
ホ ル モ ン	レニン		0.5ngAI/mL・h ～ 3.0ngAI/mL・h	腎臓で分泌される酵素。血圧を上昇させる。アルドステロンの分泌を促進する。高値では…腎血管性高血圧、褐色細胞腫。悪性高血圧、ネフローゼ症候群、クッシング症候群。低値では…低レニン本態性高血圧、原発性アルドステロン症、腎不全、尿崩症、肝硬変を疑う。
	アルドステロン		30pg/mL ～ 200pg/mL	副腎で作られるホルモン。血圧に作用。また血中のナトリウムとカリウム量を調節。体液と電解質の異常を診断するために行われ、異常の原因として心臓病、腎不全、腎疾患を疑う。
	遊離トリヨードサイロニン	FT₃	2.4pg/mL ～ 4.5pg/mL	甲状腺から分泌されるホルモン。エネルギー代謝を調節する。TSHの作用により分泌が促進される。FT₃, FT₄ 高値…甲状腺機能亢進症（バセドウ病、プランマー病、亜急性甲状腺炎、TSH産生腫瘍など）を疑う。FT₃, FT₄ 低値…甲状腺機能低下症（粘液水腫、クレチン病、橋本病、ヨード欠乏症など）を疑う。
	遊離サイロキシン	FT₄	1.0ng/dL ～ 1.7ng/dL	
	甲状腺刺激ホルモン	TSH	0.56μIU/mL ～ 4.3μIU/mL	脳から分泌され FT₃, FT₄ の調節機能をもつ。FT₃・FT₄ が高値で TSH が低値…甲状腺機能亢進症（バセドウ病、甲状腺炎など）、甲状腺機能低下症（粘液水腫など）。FT₃・FT₄ が低値で TSH が高値…甲状腺機能低下症を疑う。
	副腎皮質刺激ホルモン	ACTH	9pg/mL ～ 52pg/mL	脳の下垂体から分泌され、副腎皮質ホルモンの分泌を刺激する。高値…クッシング症候群、アジソン病、ストレス、うつ病などを疑う。低値…下垂体機能低下症、副腎性クッシング症候群などを疑う。

Ⅱ. 尿・便検査

	項目	略称	基準範囲	検査する意味
尿	尿糖定性*1	尿糖	陰性(-)	尿中にグルコースが出ているかを調べる*5。糖尿病、膵炎、甲状腺機能亢進症で陽性(+)となる。
	尿たんぱく質定性*2	尿Prot	陰性(-) ～ 擬陽性(±)	尿中にたんぱく質が出ているかを調べる。ネフローゼ症候群、糖尿病性腎症、尿路感染症腫瘍では陽性(+)となる。
	pH	pH	5 ～ 7.5	pH8.0以上（アルカリ尿）…尿路感染症、腎疾患。pH4.5以下（酸性尿）…糖尿病、代謝性アシドーシス、発熱、アルコール中毒を疑う。
	比重	SG	1.007 ～ 1.025	1.030以上…糖尿病、脱水状態（発熱・下痢・嘔吐・発汗）を疑う。1.008以下…尿崩症、腎炎、腎不全。
	ケトン体	KET	陰性(-)	陽性(+)…飢餓、運動、糖尿病、下痢、高脂肪食、甲状腺機能亢進症を疑う。
	尿ビリルビン	尿Bil	陰性(-)	陽性(+)…閉塞性黄疸、肝内胆汁うっ滞、アルコール性肝炎を疑う。
	ウロビリノーゲン*3	URO	擬陽性(±) ～ 弱陽性(+)	ビリルビンが腸内細菌により分解された物質。一部は腸から血中に吸収され尿に排出される。基準値よりも少ない陰性（溶血性黄疸、閉塞性黄疸、肝機能異常）や強陽性（溶接性貧血、肝機能異常）がみられる。
便	免疫学的潜血反応	便潜血	陰性(-)（99ng/mL以下）	便に血液が混じっているかを調べ、大腸での出血の有無をみる。

検査値の表記方法 *1 -～±：異常なし　＋：要経過観察　＋～＋＋：要精密検査
　　　　　　　　*2 -～±：異常なし　２～＋＋：要精密検査
　　　　　　　　*3 正～＋：異常なし　２～＋＋：要精密検査

■さくいん■

■A～Z■

AC	18
ALS	114
AMA	18
ATP	43
BMI	1, 16, 106
BSE	79
COPD	125
GCS	40
H/A	16
HDL	53
JARD2001	18
JCS	40
LDL	53
MNA-SF	14
PEG	22
PPN	23
QOL	4
SGA	14
SpO_2	40, 126
TCA	47
TPN	23
TSF	18
VLDL	53
W/A	16
W/H	16

■あ■

亜鉛	64
青汁	72
悪玉コレステロール	53
アクティブガイド	68
味つけ	18, 71
アシドーシス	25, 52
アセチルCoA	47
アセトアルデヒド	59
アデノシン三リン酸	43
アドレナリン自己注射	42
アナフィラキシー	42
アポリポたんぱく質	45
アミノ酸	44, 46
アミノ酸プール	46
アルコール	59

アルコール飲料	73
アレルギー	41
アレルギー表示	79
アンモニア	46

■い■

胃	29, 81
異化	44
意識	40
異食	98, 121
一汁三菜	70
イチョウ葉エキス	73
一価不飽和脂肪酸	53, 63
遺伝子組換え食品	79
異物	41
胃瘻	22, 114
飲酒	88
インスリン	30, 48, 73
咽頭期（摂食嚥下）	33

■う■

う歯	83
牛海綿状脳症	79
運動機能	81
運動習慣	111
運動療法	118

■え■

エアロビック運動	43
永久歯	85
栄養アセスメント	13
栄養介入	13
栄養機能食品	66
栄養ケア	4
栄養ケア計画	20
栄養ケア・マネジメント	11, 12
栄養指導	11
栄養指導指示箋	24
栄養障害	106
栄養情報提供書	24
栄養食事指導	24
栄養スクリーニング	5, 13
栄養成分表示	88

■ さくいん

栄養不足 ‥‥‥‥‥‥‥‥‥‥‥‥‥ 1
栄養不良 ‥‥‥‥‥‥‥‥‥‥‥ 1, 106
栄養補給法 ‥‥‥‥‥‥‥‥‥‥‥ 11
栄養補助食品 ‥‥‥‥‥‥‥‥‥‥ 22
栄養マネジマント加算 ‥‥‥‥‥‥ 11
エストロゲン ‥‥‥‥‥‥‥‥‥‥ 89
エタノール ‥‥‥‥‥‥‥‥‥‥‥ 59
n－3系多価不飽和脂肪酸 ‥‥‥‥ 53, 63, 89
n－6系多価不飽和脂肪酸 ‥‥‥‥ 53, 63
エネルギー ‥‥‥‥‥‥‥‥‥‥‥ 43
エネルギー量配分 ‥‥‥‥‥‥‥‥ 71
エピペン ‥‥‥‥‥‥‥‥‥‥‥‥ 42
嚥下 ‥‥‥‥‥‥‥‥‥‥‥‥‥‥ 31
嚥下調整食 ‥‥‥‥‥‥‥‥‥ 22, 98
塩素系除菌漂白剤 ‥‥‥‥‥‥‥‥ 41

■ お ■

おう吐 ‥‥‥‥‥‥‥‥‥‥‥‥‥ 41
悪心 ‥‥‥‥‥‥‥‥‥‥‥‥‥‥ 41
オリゴ糖 ‥‥‥‥‥‥‥‥‥‥‥‥ 47
音声・言語障害 ‥‥‥‥‥‥‥‥‥ 100
温度感覚 ‥‥‥‥‥‥‥‥‥‥‥‥ 91

■ か ■

外因性精神障害 ‥‥‥‥‥‥‥‥‥ 99
介護報酬 ‥‥‥‥‥‥‥‥‥‥‥‥ 5
外出 ‥‥‥‥‥‥‥‥‥‥‥‥‥‥ 122
解糖系 ‥‥‥‥‥‥‥‥‥‥‥‥‥ 47
カイロミクロン ‥‥‥‥‥‥‥ 51, 53
カウプ指数 ‥‥‥‥‥‥‥‥‥ 16, 106
化学的消化 ‥‥‥‥‥‥‥‥‥‥‥ 29
喀痰吸引 ‥‥‥‥‥‥‥‥‥‥‥‥ 126
核たんぱく質 ‥‥‥‥‥‥‥‥‥‥ 45
学童期 ‥‥‥‥‥‥‥‥‥‥‥‥‥ 80
可欠アミノ酸 ‥‥‥‥‥‥‥‥‥‥ 46
下肢静脈瘤 ‥‥‥‥‥‥‥‥‥‥‥ 104
過食 ‥‥‥‥‥‥‥‥‥‥‥‥ 98, 121
過体重 ‥‥‥‥‥‥‥‥‥‥‥‥‥ 83
下腿周囲長 ‥‥‥‥‥‥‥‥‥‥‥ 118
肩こり ‥‥‥‥‥‥‥‥‥‥‥‥‥ 117
褐色脂肪細胞 ‥‥‥‥‥‥‥‥‥‥ 51
活動代謝 ‥‥‥‥‥‥‥‥‥‥‥‥ 44
加熱調理 ‥‥‥‥‥‥‥‥‥‥‥‥ 72
カフェイン ‥‥‥‥‥‥‥‥‥‥‥ 73
可溶性食物繊維 ‥‥‥‥‥‥‥‥‥ 49
カルシウム ‥‥‥‥‥‥‥ 64, 89, 111
加齢 ‥‥‥‥‥‥‥‥‥‥‥‥‥‥ 80

カロリー ‥‥‥‥‥‥‥‥‥‥‥‥ 43
簡易栄養状態評価表 ‥‥‥‥‥‥‥ 14
間食 ‥‥‥‥‥‥‥‥‥‥‥‥‥‥ 83
感染型食中毒 ‥‥‥‥‥‥‥‥‥‥ 76
感染防御物質 ‥‥‥‥‥‥‥‥‥‥ 82
カンファレンス ‥‥‥‥‥‥‥‥‥ 26

■ き ■

記憶障害 ‥‥‥‥‥‥‥‥‥‥‥‥ 121
機械的消化 ‥‥‥‥‥‥‥‥‥‥‥ 29
気管支拡張薬 ‥‥‥‥‥‥‥‥‥‥ 73
気管支喘息 ‥‥‥‥‥‥‥‥‥‥‥ 125
きざみ食 ‥‥‥‥‥‥‥‥‥‥‥‥ 102
基礎代謝 ‥‥‥‥‥‥‥‥‥‥‥‥ 44
喫煙 ‥‥‥‥‥‥‥‥‥‥‥‥ 88, 125
喫食率調査 ‥‥‥‥‥‥‥‥‥‥‥ 18
気道 ‥‥‥‥‥‥‥‥‥‥‥‥‥‥ 33
機能性表示食品 ‥‥‥‥‥‥‥‥‥ 66
逆流動性食道炎 ‥‥‥‥‥‥‥‥‥ 92
キュア ‥‥‥‥‥‥‥‥‥‥‥‥‥ 11
嗅覚 ‥‥‥‥‥‥‥‥‥‥‥‥‥‥ 91
吸収 ‥‥‥‥‥‥‥‥‥‥‥‥‥‥ 35
牛乳 ‥‥‥‥‥‥‥‥‥‥‥‥‥‥ 73
休養指針 ‥‥‥‥‥‥‥‥‥‥‥‥ 68
行事食 ‥‥‥‥‥‥‥‥‥‥‥‥‥ 61
虚弱 ‥‥‥‥‥‥‥‥‥‥‥‥‥‥ 117
拒食 ‥‥‥‥‥‥‥‥‥‥‥‥‥‥ 121
キレート作用 ‥‥‥‥‥‥‥‥‥‥ 74
筋萎縮性側索硬化症 ‥‥‥‥‥‥‥ 114
禁酒 ‥‥‥‥‥‥‥‥‥‥‥‥‥‥ 88
筋力低下 ‥‥‥‥‥‥‥‥‥‥‥‥ 100

■ く ■

空腸瘻 ‥‥‥‥‥‥‥‥‥‥‥‥‥ 22
クエン酸回路 ‥‥‥‥‥‥‥‥‥‥ 47
薬 ‥‥‥‥‥‥‥‥‥‥‥‥‥‥‥ 72
口すぼめ呼吸 ‥‥‥‥‥‥‥‥‥‥ 126
首下がり ‥‥‥‥‥‥‥‥‥‥‥‥ 115
グリコーゲン ‥‥‥‥‥‥‥‥‥‥ 47
グリセリン ‥‥‥‥‥‥‥‥‥‥‥ 50
グリセロール ‥‥‥‥‥‥‥‥‥‥ 50
クリニカルパス ‥‥‥‥‥‥‥‥‥ 25
グルコサミン ‥‥‥‥‥‥‥‥‥‥ 45
グルコース ‥‥‥‥‥‥‥‥‥ 43, 47
グレープフルーツジュース ‥‥‥‥ 72
クロックポジション ‥‥‥‥‥‥‥ 99
クロレラ ‥‥‥‥‥‥‥‥‥‥‥‥ 72

■ 148

さくいん

クワシオルコル …………………………… 104

■ け ■

ケア ………………………………………… 11
ケアマネジメント ………………………… 10, 11
経管栄養 ………………………………… 126
経口栄養法 ………………………………… 20
経口補水液 …………………………… 59, 104
経腸栄養法 ………………………………… 22
血圧 ………………………………………… 40
血栓 ……………………………………… 104
血清アルブミン値 …………………… 14, 106
血糖値 ………………………………… 30, 48
ケトン体 …………………………………… 51
ケラチン …………………………………… 45
下痢 ………………………………………… 38
言語 ………………………………………… 81
健康寿命 …………………………………… 91
健康食品 ……………………………… 65, 79
幻視 ……………………………………… 121

■ こ ■

誤飲 ………………………………………… 41
降圧薬 ………………………………… 72, 74
高エネルギー化合物 ……………………… 43
高エネルギー輸液 ………………………… 23
抗菌物質 …………………………………… 31
抗菌薬 ……………………………………… 73
口腔 …………………………………… 29, 31
口腔期（摂食嚥下） ……………………… 33
口腔ケア ……………………………… 34, 94
高血糖 ……………………………………… 30
膠原病 …………………………………… 104
抗酸化作用 ………………………………… 55
拘縮 ……………………………………… 100
抗腫瘍薬 …………………………………… 74
恒常性 ……………………………………… 39
抗真菌薬 …………………………………… 73
抗生物質 …………………………………… 74
酵素 ………………………………………… 48
紅茶 ………………………………………… 73
更年期 ……………………………………… 80
更年期障害 ………………………………… 89
抗パーキンソン薬 ………………………… 74
抗ヒスタミン剤 …………………………… 74
抗不正脈薬 ………………………………… 73
高齢化 ……………………………………… 2

高齢者の安全な薬物療法ガイドライン ……… 74
誤嚥 ………………………………………… 33
コエンザイム ……………………………… 48
誤嚥性肺炎 …………………………… 33, 125
呼吸器疾患 ……………………………… 125
呼吸困難 ………………………………… 125
呼吸数 ……………………………………… 40
国民健康・栄養調査 ……………………… 1
互助 ………………………………………… 9
骨吸収抑制薬 …………………………… 111
骨形成促進薬 …………………………… 111
骨粗鬆症 ……………………………… 89, 111
骨粗鬆症薬 ………………………………… 73
骨量 ……………………………………… 111
五点計測法 ………………………………… 16
コーヒー …………………………………… 73
個別ケア …………………………………… 9
コラーゲン ………………………………… 45
コレステロール ……………………… 50, 52
献立 ………………………………………… 70

■ さ ■

最大骨量 …………………………………… 86
在宅経腸栄養 ……………………………… 22
在宅患者訪問栄養食事指導料 …………… 11
在宅療養管理指導料 ……………………… 11
再調理 …………………………………… 101
細胞外液 …………………………………… 56
細胞内液 …………………………………… 56
サプリメント ……………………………… 66
サルコペニア …………………………… 117
三色食品群 ………………………………… 69
酸素飽和度 ……………………………… 126
三点計測法 ………………………………… 16
残留農薬 …………………………………… 79

■ し ■

次亜塩素酸ナトリウム …………………… 41
自我 ………………………………………… 81
視覚 ………………………………………… 91
視覚障害 …………………………………… 99
脂質 …………………………………… 43, 50, 63
脂質異常症 ………………………………… 89
思春期 ……………………………………… 80
自助具 …………………………………… 101
自然毒食中毒 ……………………………… 76
舌 …………………………………………… 31

149

■ さくいん

肢体不自由	100
失行	121
実行機能障害	121
失認	121
脂肪	43, 50
脂肪酸	51, 52
十二指腸	30
周辺症状	121
主観的包括的評価	14
主菜	70
主作用	72
主食	70
腫瘍	104
準備期（摂食嚥下）	32
消炎鎮痛解熱薬	74
消化	29
消化管	29, 35
消化酵素活性	92
消化性潰瘍薬	73
消化腺	29
少食	83
常食	22
脂溶性ビタミン	53, 63
小腸	30, 35
少糖	47
しょうゆ	62
少量頻回食	22, 92, 106, 126
上腕筋面積	18
上腕三頭筋皮下脂肪厚	18
上腕周囲長	18
食育	83
食事記録法	18
食事調査	18
食事提供	11
食事バランスガイド	67
食事プラン	22
食習慣	18
職種間コミュニケーション	5
食事歴	61
食生活	29
褥瘡	107
食中毒	75
食中毒管理体制	77
食中毒菌	76
食中毒予防	77
食道期（摂食嚥下）	33
食品群	69

食品添加物	79, 125
食品表示法	79
食文化	61
食物アレルギー	79
食物繊維	64
食欲亢進作用	74
食欲低下	74
食欲不振	74
ショ糖	47
初乳	82
汁物	70
心因性おう吐	41
心因性精神障害	99
人工乳	82
新生児期	80
人生の質	4
身体活動基準	68
身体活動指針	68
身体計測	16
身体構成成分	91
身体障害	99
身体発育曲線	82
身長	16
新陳代謝	44
心拍数	40
心不全	104
腎不全	104

■ す ■

膵液	30
水分欠乏	103
水分補給	104
睡眠指針	68
睡眠鎮静薬	73
水溶性食物繊維	49
水溶性ビタミン	53
すくみ足	115
ステロイド剤	74
スポーツドリンク	104
スマイルケア食	93

■ せ ■

生活習慣	83
生活習慣病	29, 88
生活の質	4
生活リズム	2, 86
生活歴	61

さくいん ■

成人期	80
精神障害	99
成長	80
成長曲線	16
生物学的消化	29
生命徴候	39
生理活性物質	59
生理食塩水	23, 56
摂食	28
摂食嚥下障害	31, 114
セルフマネジメント	8
先行期（摂食嚥下）	32
善玉コレステロール	53
前頭側頭型認知症	121
セントジョーンズワート	73

■ そ ■

雑煮	62
増粘剤	101
咀しゃく	31
咀しゃく障害	100

■ た ■

体位変換	108
体液	103
体温	40
体格指数	1
胎児期	80
体脂肪量	81
代謝回転	44
代謝水	58
代謝変動	25
代謝量	44
体重	16
体重減少	106
体重減少率	13, 19
体水分量	58, 81
大腸	30
第二次性徴	86
唾液	31, 81, 115
多価不飽和脂肪酸	53
多剤服用	74
多職種連携	5
脱水症	103
多糖類	47
多尿	36
タバコ	73

多量ミネラル	57
痰	126
短鎖脂肪酸	51
胆汁	30, 51
炭水化物	47, 63
単糖類	47
タンニン	73
たんぱく質	43, 44, 63

■ ち ■

地域共生社会	7
地域性（食事）	62
地域包括ケアシステム	6
地域連携クリニカルパス	25
地産地消	61
窒息	33, 40, 121
知的障害	98
知能	81
中核症状	121
中鎖脂肪酸	51
中心静脈栄養法	23
中性脂肪	50, 52
聴覚	91
聴覚障害	100
腸管出血性大腸菌	76
長鎖脂肪酸	51
腸内細菌	49
腸内細菌叢	29
調理	71
治療	11
治療食	21

■ つ ■

通所介護	120
通所リハビリテーション	120
月別食中毒発生状況	76

■ て ■

低栄養	1, 106
低栄養傾向	1
デイケア	120
低血糖	31, 49
デイサービス	120
TCAサイクル	47
テオフィリン	73
デキストリン	47
鉄	64, 86

151 ■

■ さくいん

鉄欠乏性貧血 ……………………… 86
電解質 ……………………………… 56
点滴 ………………………………… 22
でんぷん …………………………… 47

■ と ■

同化 ………………………………… 44
糖脂質 ……………………………… 50
糖質 ……………………………… 43, 47
糖質代謝 …………………………… 47
盗食 ………………………………… 121
糖新生 ……………………………… 48
糖尿病 …………………………… 30, 48
毒素型食中毒 ……………………… 76
特定原材料 ………………………… 79
特定保健用食品 …………………… 65
特別支援学校 ……………………… 101
トクホ ……………………………… 65
床ずれ ……………………………… 107
トランスサイレチン ……………… 19
トランスフェリン ………………… 19
トリアシルグリセロール ………… 50

■ な ■

内因性精神障害 …………………… 99
内部障害 …………………………… 101
納豆 ………………………………… 72
軟食 ………………………………… 22

■ に ■

24 時間思い出し法 ………………… 18
日光浴 ……………………………… 112
二糖類 ……………………………… 47
日本人の食事摂取基準 ………… 44, 68
乳化 ………………………………… 51
乳酸 ………………………………… 47
乳児期 ……………………………… 80
乳汁栄養 …………………………… 82
乳製品 ……………………………… 73
乳幼児身体発育曲線 ……………… 16
尿失禁 ……………………………… 38
尿毒症 ……………………………… 59
尿量 ………………………………… 40

■ ね ■

寝たきり …………………………… 111
ネフローゼ症候群 ………………… 104

年中行事 …………………………… 62
年齢別基礎代謝量 ………………… 44

■ の ■

脳血管疾患 ………………………… 120
脳梗塞 ……………………………… 120
脳出血 ……………………………… 120
脳塞栓 ……………………………… 120
脳卒中 ……………………………… 120
ノロウイルス ……………………… 76

■ は ■

歯 ……………………………… 31, 81
肺炎 ………………………………… 125
配食サービス ……………………… 27
排せつ ……………………………… 36
バイタルサイン …………………… 39
排尿 ………………………………… 36
排尿困難 …………………………… 38
排尿障害 …………………………… 37
背部叩打法 ………………………… 40
排便 ………………………………… 37
排便障害 …………………………… 38
ハイムリック法 …………………… 40
パーキンソン病 …………………… 114
白色脂肪細胞 ……………………… 51
発育 ………………………………… 80
発育急進期 ………………………… 85
発育曲線 …………………………… 81
ばっかり食べ ……………………… 98
発達 ………………………………… 80
発達期嚥下調整食 ………………… 98
発達障害 …………………………… 97
発熱 ………………………………… 41
ハーブ類 …………………………… 73
半固形物 …………………………… 100
半側空間無視 ……………………… 120
パントテン酸 ……………………… 55

■ ひ ■

PDCA サイクル …………………… 12
ビオチン …………………………… 55
鼻腔栄養法 ………………………… 22
ピークボーンマス ………………… 86
ヒスタミン ………………………… 125
微生物性食中毒 …………………… 75
ビタミン ………………………… 53, 63

■ 152

さくいん■

ビタミンE ……………………………… 54	
ビタミンA ……………………………… 54	
ビタミンK …………………………… 54, 89	
ビタミンC …………………………… 55, 86	
ビタミンD ……………………… 54, 89, 111	
ビタミンB群 ………………………… 48, 54	
ピック病 ………………………………… 121	
必須脂肪酸 ……………………………… 53	
皮膚感覚 ………………………………… 91	
肥満 …………………………………… 83, 85	
微量ミネラル …………………………… 57	
ピルビン酸 ……………………………… 47	
貧血 ……………………………………… 86	
貧血治療薬 ……………………………… 73	
頻尿 ……………………………………… 37	

■ふ■

フィードバック ………………………… 25
不可欠アミノ酸 ……………………… 46, 63
不感蒸せつ ……………………………… 58
副菜 ……………………………………… 70
副作用 …………………………………… 72
副々菜 …………………………………… 70
腹部突き上げ法 ………………………… 40
服薬時間 ………………………………… 72
浮腫 ……………………………………… 104
ブドウ糖 ………………………………… 43
不溶性食物繊維 ………………………… 50
プラス・テン …………………………… 68
プレアルブミン ………………………… 19
フレイル ………………………………… 117
フレイル・サイクル …………………… 118
フレカイニド …………………………… 73

■へ■

平衡機能障害 …………………………… 100
閉塞性慢性肺疾患 ……………………… 125
ペグ ……………………………………… 22
β酸化 …………………………………… 51
β-ヒドロキシ酪酸 …………………… 52
別調理 …………………………………… 101
ペプシン ………………………………… 45
便失禁 …………………………………… 38
偏食 ……………………………………… 83
便秘 ………………………………… 38, 115
便秘治療薬 ……………………………… 73

■ほ■

放射性物質 ……………………………… 79
放射線治療 ……………………………… 104
乏尿 ……………………………………… 36
飽和脂肪酸 …………………………… 53, 63
保健機能食品 …………………………… 65
補酵素 ………………………………… 48, 54
ボツリヌス菌 …………………………… 76
母乳 ……………………………………… 82
ホームヘルパー ………………………… 6
ホメオスタシス ………………………… 39
ホルモン ………………………………… 30

■ま■

マグネシウム …………………………… 64
末梢静脈栄養法 ………………………… 23
麻痺 ……………………………………… 100
丸飲み …………………………………… 98
慢性痛 …………………………………… 117

■み■

味覚 ……………………………………… 91
味覚障害 ……………………………… 31, 74
ミキサー食 ……………………………… 102
水 ………………………………………… 58
ミセル …………………………………… 51
みそ ……………………………………… 63
ミネラル ……………………………… 55, 64
ミールラウンド ………………………… 26

■む■

無機質 …………………………………… 55
むくみ …………………………………… 104
虫歯 ……………………………………… 83
むせ ……………………………………… 40
6つの基礎食品 ………………………… 69

■め■

メタボリックシンドローム …………… 88

■も■

モニタリング …………………………… 25
モノアシルグリセロール ……………… 51
盛付（認知症）………………………… 122
問診 ……………………………………… 18

153■

■ さくいん

■ や ■

夜間頻尿	37
薬剤起因性老年症候群	75
薬物感受性	74
薬物有害事象	74
薬理作用	72
痩せ	1

■ ゆ ■

有害菌	49
有害作用	72
有害微生物	79
有酸素運動	43
遊離脂肪酸	50, 51
輸液製剤	23
油脂	63
ユニバーサルデザインフード	93
輸入食品	79
指輪っかテスト	118

■ よ ■

容器包装	79
葉酸	55
幼児期	80
羊水	56
腰痛	117
よだれ	115
4群点数法	69

■ ら ■

ライフサイクル	80
ライフステージ	80

■ り ■

離乳	81
離乳食	82
利尿剤	74
リパーゼ	51
リフィーディングシンドローム	19
リポたんぱく質	53
リポプロテイン	53
流動食	22
良質たんぱく質	63, 111
療養食	21
料理構成	70
緑茶	73
リン	64
リンゲル液	23
リン脂質	50, 52
臨床検査	19
臨床診査	18
リンパ浮腫	104

■ れ ■

レチノール結合たんぱく	19
レビー小体型認知症	121

■ ろ ■

老化	80
老人性難聴	91
老年期	80
老廃物	59
ローレル指数	16, 106

■ わ ■

ワルファリン	72

〔編著者〕

渡邉早苗　女子栄養大学　名誉教授

寺本房子　川崎医療福祉大学 医療技術学部　特任教授

石山麗子　国際医療福祉大学大学院　教授

〔著　者〕

小坂和江　美作大学 生活科学部　准教授

五味郁子　神奈川県立保健福祉大学 保健福祉学部　准教授

土谷昌広　東北福祉大学 健康科学部　教授

細山田洋子　関東学院大学 栄養学部　准教授

福祉・保健・医療のための
栄養ケア入門 ―多職種連携の栄養学―

2019年（令和元年）11月15日　初 版 発 行

編 著 者　渡　邉　早　苗
　　　　　寺　本　房　子
　　　　　石　山　麗　子

発 行 者　筑　紫　和　男

発 行 所　株式会社 建 帛 社
　　　　　KENPAKUSHA

112-0011 東京都文京区千石4丁目2番15号
TEL (03) 3 9 4 4 - 2 6 1 1
FAX (03) 3 9 4 6 - 4 3 7 7
https://www.kenpakusha.co.jp/

ISBN 978-4-7679-3386-3　C3047　　　　　新協／プロケード
©渡邉・寺本・石山ほか，2019.　　　　　Printed in Japan
（定価はカバーに表示してあります）

本書の複製権・翻訳権・上映権・公衆送信権等は株式会社建帛社が保有します。
JCOPY 〈出版者著作権管理機構 委託出版物〉
本書の無断複製は著作権法上での例外を除き禁じられています。複製される
場合は，そのつど事前に，出版者著作権管理機構（TEL03-5244-5088,
FAX03-5244-5089, e-mail : info@jcopy.or.jp）の許諾を得て下さい。